AF389113

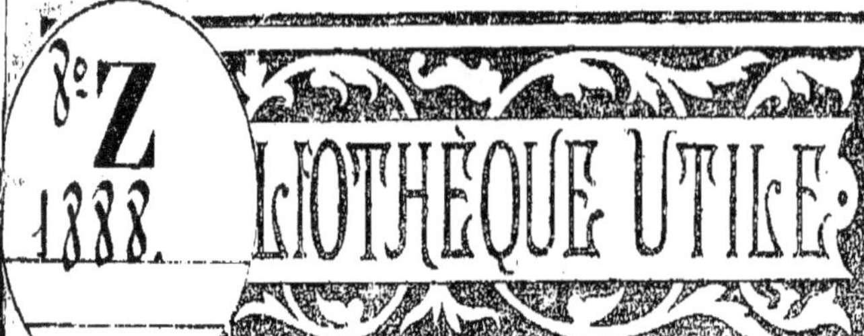

CXIV

P. Sérieux et F. Mathieu

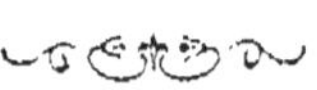

L'Alcool

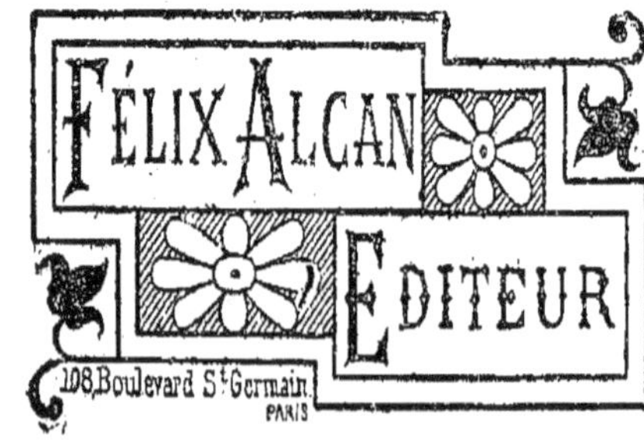

L'ALCOOL

Composition et effets des boissons alcooliques.

L'hygiène de la boisson.

La lutte contre l'alcoolisme.

Par les Docteurs

PAUL SÉRIEUX | **FÉLIX MATHIEU**

Médecin des asiles d'aliénés de la Seine. | Médecin des Dispensaires de la Ville de Paris.

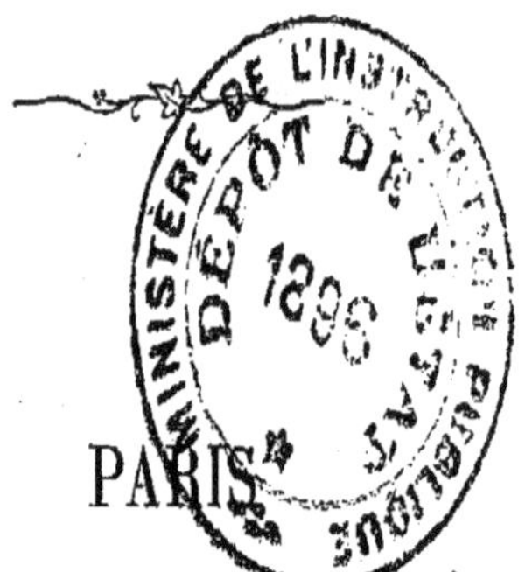

PARIS

ANCIENNE LIBRAIRIE GERMER BAILLIÈRE ET Cie

FÉLIX ALCAN, ÉDITEUR

108, BOULEVARD SAINT-GERMAIN, 108

—

FÉLIX ALCAN, éditeur, 108, boulevard Saint-Germain.

BIBLIOTHÈQUE UTILE

Volumes in-32 de 192 pages.

Chaque volume broché, **60** c.; cartonné à l'anglaise, **1** fr.

EXTRAIT DU CATALOGUE

Alcoolisme ou épargne, *le Dilemme social,* par Ad. Coste. 1 vol.

> Par quels moyens pratiques les ouvriers ont-ils le plus de chances d'obtenir leur affranchissement social, de conserver leurs forces avec leur santé, d'accroître les conditions de bonheur? En vue de ce triple résultat, l'auteur établit les règles que leur commande leur intérêt bien entendu.

La richesse et le bonheur, *simple exposé des moyens les plus sûrs pour y parvenir,* par Ad. Coste. 1 vol.

Le budget du foyer, par Leneveux. 1 vol.

Petit dictionnaire des falsifications et moyens pour les reconnaître, par L. Dufour. 1 vol.

Hygiène générale, par le Dr Cruveilhier. 1 vol.

Médecine populaire, par le Dr L. Turck. 1 vol.

Les maladies épidémiques, hygiène et prévention, par le Dr Monin. 1 vol.

La médecine des accidents, par le Dr Broquère. 1 vol.

Coulommiers. — Imp. Paul BRODARD. — 103-93.

L'ALCOOL

AVANT-PROPOS

On ne trouvera dans le présent travail ni un réquisitoire, ni une étude de science pure. Le but des auteurs est avant tout pratique. Ils se sont proposé d'amasser en un petit nombre de pages la majeure partie des documents épars dans une foule de publications de tout ordre et de les présenter au grand public, débarrassés, autant qu'il est possible, des formes rébarbatives dans lesquelles les mirent au jour médecins, physiologistes, économistes ou statisticiens.

Ces documents n'ont pas été particu-

lièrement choisis pour étayer une thèse
plus ou moins discutable. Ils sont pré-
sentés sans parti pris, quoique avec
méthode, après dépouillement intégral
des brochures, articles, rapports, tendan-
tiels ou non, dont ils forment la substance.

Le lecteur en tirera la conclusion qui
s'imposera à son esprit. Quant aux
auteurs, ils ont cru pouvoir se réserver
le droit d'émettre la leur, qui est d'ailleurs celle des plus grandes autorités en
la matière.

Ils se permettent enfin de faire remarquer qu'ils ont soigneusement écarté
toutes questions de croyance religieuse,
de nationalité, de forme sociale, de politique, etc., leur seul désir étant de contribuer, dans la mesure de leurs humbles
moyens, à la défaite du mal physique et
du mal moral — ce qui est tout un en
l'espèce —.

PREMIÈRE PARTIE

DÉFINITIONS

Ce qu'on entend par boisson. — Quelles sont et que
sont, théoriquement, les boissons dites alimentaires ou hygiéniques le plus ordinairement consommées? Boissons fermentées (vins, bières,
cidres). — Boissons servant à satisfaire des
besoins factices : vins-liqueurs et boissons distillées (liqueurs, apéritifs, eaux-de-vie). — Eaux-de-
vie de vin et alcools d'industrie (alcools de grains,
de betteraves, de mélasses, de pommes de terre).
— Degré de toxicité des différents alcools. —
Autres substances toxiques (aldéhydes, bouquets,
essences) contenues dans les alcools d'industrie
impurs ou ajoutées par les fabricants de liqueurs.
— Conclusion.

Qu'entend-on par boisson? — On entend
par ce mot « tout aliment liquide introdui
dans les voies digestives pour étancher la soif,
favoriser la digestion des aliments, réparer la
perte des liquides qui s'échappent incessamment
de l'organisme et modifier l'état des organes ».
(*Dictionnaire de médecine* de Littré, 15ᵉ édit., 1884.)
Entre les boissons qui servent à étancher la

soif, à réparer les pertes de notre corps en liquides, et celles qui favorisent la digestion ou modifient l'état des organes (boissons médicamenteuses), il convient de placer celles qui, sous couleur d'apaiser la soif, ne servent, en fin de compte, qu'à satisfaire certains *besoins artificiels*. De tous les êtres soumis à la dure loi de la « lutte pour l'existence » l'homme est en effet le seul qui — lorsqu'il ne la déserte pas par le suicide — s'ingénie à la compliquer, à en multiplier les péripéties. Il lutte pour manger, pour dormir, pour se reproduire; mais il lutte aussi pour fumer, il lutte pour se donner le spectacle du sang, il lutte pour s'enivrer..... Ces besoins artificiels que l'homme s'est créés et se crée chaque jour ne représentent pas seulement un surcroît de peines; mais ils sont encore, le plus souvent, une cause de déchéance et de destruction. Aussi conçoit-on qu'une des conditions *sine quâ non* du progrès est la disparition de ces déraisonnables et désastreuses passions.

Nous n'avons pas à parler des boissons médicamenteuses : c'est affaire aux thérapeutes. Traitant d'hygiène, nous ne nous occuperons que des boissons alimentaires proprement dites et de celles qui répondent à des besoins factices.

Quelles sont et que sont, théoriquement, les boissons dites alimentaires et hygiéniques le plus ordinairement consommées? — A part les infusions de café, de thé, de maté ou thé indien, — auxquelles, en nos contrées, du moins, on réserve un usage spécial — les boissons dites *alimentaires* ou *hygiéniques* communément employées pour satisfaire la soif, sont des boissons *fermentées*, c'est-à-dire obtenues par la transformation, sous l'influence d'un ferment ou levure, du sucre (glucose) contenu dans des jus ou moûts végétaux : au cours de cette fermentation, le sucre se dédouble en *alcool* et en acide carbonique.

Le *vin* est le résultat de la fermentation du jus de raisin frais; la *bière*, une infusion fermentée d'orge germée; le *cidre* et le *poiré* sont les jus fermentés de la pomme et de la poire.

La composition du vin est très variable. Voici d'après M. Armand Gautier celle d'un vin rouge type :

Eau...............................	869,00
Alcool............................	100,00
Alcools divers, éthers et parfums..	traces
Glycérine.........................	6,50
Acide succinique..................	1,50
Matières albuminoïdes, grasses, sucrées, gommeuses et colorantes.	16,00
Tartate de potasse................	4,00
Acides acétique, propionique, citrique, malique, carbonique.......	1,50
Chlorures, bromures, iodures, fluorures; phosphates de potasse, de soude, de chaux, de magnésie; oxyde de fer, alumine ammoniaque.	1,50

Les vins (non liquoreux) titrent de 6 à 15 p. 100 d'alcool. Par exemple une bouteille de Mâcon d'une contenance de 80 centilitres renferme 9 centilitres d'alcool absolu ; autrement dit, elle équivaut à 20 centilitres ou à *un cinquième de litre* d'eau-de-vie ordinaire.

Les bières (brunes, blondes ou blanches) titrent de 2 à 10 p. 100 d'alcool (les bières bavaroises de 3 à 5 p. 100). Elles contiennent en outre du sucre (0,3 à 1,3 p. 100), de la dextrine (5 à 10 fois plus), de la gomme, de l'acide carbonique (6 à 8 fois le volume de la bière), des acides succinique, lactique, acétique (0,001 à 0,5 p. 100), les principes amers et aromatiques du houblon, des restes de gluten, de la graisse, des albuminoïdes et des sels minéraux (sels de chaux, de potasse, phosphates) de 0,15 à 0,42.

Dans les pays allemands, la bière se boit au demi-litre ou schoppen, voire même au litre (Munich) ; en Angleterre, à la pinte (0 lit. 56) ; dans nos pays du Nord, à la chope (1/3 de litre environ). Si l'on fixe à 4,5 p. 100 le taux alcoolique moyen de la bière, on constate qu'une consommation quotidienne et moyenne de 2 litres représente, elle aussi, une quantité absolue de 9 centilitres d'alcool pur.

Le cidre ordinaire contient de 2 à 6 p. 100 d'alcool ; le cidre doux de 1 à 1,70 seulement, le poiré et certains cidres de pommes riches en sucre, jusqu'à 10 p. 100. Il y faut ajouter, d'après Boussingault, 1,54 p. 100 de sucre, 0,25 de glycérine et d'acide succinique, 0,77 d'acide malique, 0,15 à 0,17 de potasse, de phosphates, etc. Il est à noter qu'on le boit toujours sans eau, en grande quantité (car les boissons apaisent d'autant moins la soif qu'elles sont plus sucrées), et que souvent même on y mêle, en le consommant, des eaux-de-vie de qualité inférieure.

Quelles sont et que sont les boissons les plus employées pour satisfaire des besoins factices? — Ce sont presque toutes des liquides *éminemment toxiques*, quoi qu'il paraisse. Les breuvages de cette catégorie se distinguent tous par une richesse exceptionnelle en alcool et par une haute saveur due à la nature ou à l'industrie. La plupart sont obtenus par la distillation des liquides fermentés; ils portent pour cette raison le nom générique de *boissons distillées*. Dans les boissons énumérées plus haut, l'alcool et les substances toxiques dues à la fermentation des moûts sucrés sont, comme le fait remarquer le Prof. Riche, dilués et associés à des matières nutritives. Dans les boissons distillées, au contraire, ces produits nuisibles sont concentrés et sans mélange de matières utiles.

L'habitude d'user de ces breuvages naît en nous absolument de la même façon que le besoin de morphine se produit chez beaucoup des individus soumis accidentellement aux injections sous-cutanées de cette substance. L'homme est ainsi fait : un premier acte engendre une habitude, et cette « seconde nature » se révèle dès lors par un besoin nouveau, anormal, maladif enfin. Il faut que l'habitude ait une influence étrangement puissante sur notre organisme,

pour que des êtres se disant doués de raison en
arrivent non seulement à tolérer, mais encore à
consommer avec passion de l'éther au petit
verre [1], du laudanum par cuillerées, pour que
l'on voie des femmes du meilleur monde — aux
États-Unis, par exemple — boire ce même pé-
trole qui brûle dans nos lampes.

Tel qui s'indignera de ces faits ingurgite
peut-être chaque jour sous l'appellation d'absinthe, de vermouth, d'amer, de bitter, etc., un
ou plusieurs verres d'une solution alcoolique
d'*essences*, poisons tellement violents que leurs
émanations suffisent à empoisonner gravement
les gens qui les manipulent.

Les boissons créées par l'industrie chimique
décorée du nom de « distillation », pour satisfaire nos goûts dépravés, sont en nombre tel
qu'il faut renoncer à en établir la liste complète.
Toutes d'ailleurs peuvent rentrer dans les quatre
classes suivantes : *a.* vins-liqueurs; — *b.* liqueurs;
— *c.* apéritifs; — *d.* eaux-de-vie.

a. Les *vins-liqueurs* ont pour types les vins de
Sicile (22 à 23 p. 100 d'alcool), les vins de Madère
et de Porto (20 p. 100), le Malaga (17 p. 100). Ils
titrent tous plus de 15 degrés d'accool et, lorsqu'ils sont authentiques, « d'origine », doivent

1. Les Irlandais sont grands amateurs d'éther, malgré son goût épouvantable. Ce liquide produit une
ivresse rapide et fugace; il est de plus d'un prix
modique. Aussi le buveur d'éther, si pauvre qu'il
soit, peut-il se griser jusqu'à trois ou quatre fois
dans la même journée.

leurs qualités à différentes manipulations modifiant plus ou moins le produit naturel de la fermentation. En réalité, ceux que l'on consomme d'ordinaire sont fabriqués de toutes pièces avec de mauvais alcools additionnés d'eau et de glucose, puis diversement colorés et aromatisés.

b. Les *liqueurs* proprement dites ont pour base l'alcool de vin, édulcoré avec un sirop de sucre et aromatisé. L'arome est d'origine végétale : on l'obtient par macération de feuilles, fleurs, graines ou fruits odorants. Il en ainsi, du moins, pour les *liqueurs de ménage.* Dans le commerce, l'alcool de vin est remplacé par de mauvais alcools de mélasses, de betteraves ou de grains; les substances aromatiques sont fournies par la chimie (*bouquets artificiels*), et c'est la glucose qui tient la place du sucre. Suivant les doses des essences artificielles, de l'alcool et du sucre, les liqueurs sont dités *ordinaires, demi-fines, fines, surfines.*

Certains de ces bouquets artificiels, l'essence de noyau, entre autres, ne le cèdent en rien comme malfaisance à celle dont nous avons dit un mot plus haut, et dont il sera parlé plus longuement dans la suite. Un litre de liqueur de noyau contient 5 grammes d'essence; or 5 centimètres cubes de cette dernière, injectés à un chien de 7 kilogrammes, déterminent des attaques tétaniques suivies de mort en un quart d'heure [1].

1. Le Dr Laborde a failli perdre la vie en expérimentant cette substance... sur des animaux : les vapeurs seules l'avaient si profondément intoxiqué qu'il lui a fallu plusieurs mois pour se guérir.

D'autre part, le mauvais goût des alcools précités se trouvant masqué par le bouquet, on n'a plus à se préoccuper de leur qualité ; si bien qu'en définitive, les liqueurs les plus parfumées sont habituellement fabriquées avec les alcools les plus inférieurs. (Voir : Magnan et Laborde, *Les bouquets artificiels*, 1888.) Les cassis, kümmel, curaçao, prunelle, marasquin, anisette de Paris, etc., n'ont pas d'autre origine.

c. Les *apéritifs* — ainsi nommés par antiphrase sans doute — sont théoriquement des macérations à froid ou à chaud de diverses substances aromatiques végétales dans l'alcool concentré ou dans des liquides alcooliques. Tels l'*absinthe*, les *vermouths* ou vins aromatisés [1], les *amers*, les *bitters*. Encore ici, l'industrie a substitué aux principes odorants fournis par la nature des essences d'un prix peu élevé et d'un maniement commode.

Mais, qu'on le sache bien, si tous les bouquets artificiels sont de purs poisons, il en est de naturels qui sont tout aussi vénéneux. C'est même une essence naturelle, celle d'absinthe, qui possède le plus grand pouvoir toxique. Cette essence produit chez les animaux d'ef

---

1. Les Romains savaient déjà préparer des vins aromatisés au moyen de l'absinthe, du calamus, de l'hysope, du myrte, de la sauge, du romarin, de l'anis, d'après les recettes de Pline, de Galien. Il y a quelques siècles les vins aromatisés à l'aide de la cannelle, de la muscade, de la girofle, de la vanille, du citron, de l'amande étaient très en usage sous le nom d'*hippocras* (de Brévans).

frayantes attaques d'épilepsie; c'est ainsi que le Dr Magnan a déterminé sur un cheval une attaque convulsive formidable, en lui injectant dans les veines une dose d'essence d'absinthe qui n'a pas dépassé *un gramme*. Chez l'homme également l'usage de la liqueur d'absinthe provoque des accès épileptiformes. D'autres essences naturelles sont des poisons stupéfiants.

d. Le terme d'*eau-de-vie* s'applique indifféremment : 1° Aux liquides obtenus par simple distillation (après fermentation préalable) de divers fruits sucrés : le raisin, la prune, la pomme, le genièvre, voire même les mûres blanches, les groseilles et les baies de sureau;

2° Aux produits de la distillation des résidus fermentés de la fabrication du sucre de betteraves et de cannes (mélasses), ainsi qu'à la distillation de ces végétaux mêmes, auxquels il faut ajouter la carotte, le panais, le navet;

3° Aux produits de la distillation de différentes substances riches en matière amylacée (amidon, fécule), matière qui, pour être utilisable, doit d'abord être transformée en *glucose* ou sucre de fruits. On extrait en effet de l'alcool, du riz, du maïs, du blé, du sarrasin, du seigle, de l'orge, de l'avoine, du millet, du sorgho, des légumineuses (haricots, pois, lentilles, fèves), des glands, de la pomme de terre, du topinambour, des bulbes d'asphodèle[1]. L'alcool ainsi obtenu prend lors-

---

1. Il y a quelques années, aux environs d'Avignon, on fabriquait de l'alcool en distillant des eaux de

qu'il est ramené par l'addition d'eau au taux de consommation, soit 45 p. 100 en moyenne, le nom d'eau-de-vie.

On peut même étendre cette appellation aux *résidus* de la distillation des grains, racines, etc., car, dans certaines contrées (en Écosse par exemple), ils ont trouvé des consommateurs : « les paysans et les ouvriers absorbent non pas « seulement des alcools de grains, mais les rési- « dus de ces alcools, après distillation : pour un « sou (half penny), on livre à ces malheureux « un grand verre de ce liquide, d'ailleurs aussi « désagréable au goût que nuisible à la santé. » (Laborde.)

Les eaux-de-vie dites *de fruits* sont le *cognac* extrait du vin, le *calvados* ou eau-de-vie de cidre et de poiré, le *kirsch* ou eau-de-vie de cerises, le *couetche* ou eau-de-vie de prunes, le *genièvre* ou eau-de-vie de genièvre, l'*eau-de-vie de noyaux*, etc. On peut les scinder en deux groupes, dont l'un renfermerait les eaux-de-vie fournies par la distillation des boissons fermen- tées en usage (vin, cidre, poiré) ou des matières résiduelles (lie, marc); l'autre, celles que l'on tire directement des fruits : kirsch, couetche, genièvre, etc.

Les Arabes, qui ont donné son nom à l'alcool (*al cohol*, chose subtile), le tiraient à peu près

lavage provenant de la préparation de la fleur de garance (Claude). Dans le Jura et dans les Vosges, on extrait de l'eau-de-vie des racines de *gentiane*.

exclusivement du vin et lui réservaient un usage pharmaceutique. C'est Arnauld de Villeneuve qui, au xiiie siècle, l'introduisit en France, toujours en qualité de médicament. La production des alcools de vin longtemps prédominante est actuellement presque insignifiante comparée à celle des alcools d'industrie.

On ne fabrique l'*eau-de-vie de betteraves* que depuis une cinquantaine d'années, bien qu'on en connaisse les moyens d'extraction depuis cent ans. Ce produit n'est guère consommé à l'état brut, à cause de son mauvais goût; mais il sert couramment à la confection des spiritueux aromatisés. L'eau-de-vie de mélasses de canne à sucre, encore nommée *rhum* ou *tafia*, ne doit pas être confondue avec l'eau-de-vie de mélasse de betteraves qui diffère peu de l'alcool de betteraves. « L'industrie de la distillation des mélasses, dit M. Claude, est plus ancienne que celle du jus de betteraves : elle a suivi de très près, sous le premier empire, la création de la sucrerie indigène. »

Le *schiedam* de Hollande, le *wiskey* d'Écosse (scotch whiskey), l'*eau-de-vie de Dantzig*, l'*arack* (alcool de riz) le *gin*, etc., ne sont que des synonymes de l'*eau-de-vie de grains*. C'est au docteur saxon Libavius qu'on doit la découverte, vers la fin de xvie siècle, des moyens d'extraire l'alcool des grains et fruits amylacés. Cette industrie, déjà ancienne dans les contrées dépourvues de vignes (Allemagne, Pologne, Russie, etc.), date, en France, du milieu de ce siècle. Notons que les grains destinés à la distillation sont toujours des grains avariés, non comestibles. Quant à l'*eau-de-vie de pommes de terre* — que l'on boit en Angleterre sous le nom d'*irish whiskey* — elle est aussi d'importation relativement récente dans notre pays.

Quels sont et que sont les alcools dits alimentaires ? — Pour apprécier exactement la valeur hygiénique des boissons alcooliques en général, il est nécessaire de revenir sur la composition chimique des alcools dits alimentaires, qui en forment le principal élément. Le nom générique d'*alcool* s'applique à toute une catégorie de liquides plus ou moins volatils (« esprits ») recueillis par la distillation de moûts sucrés préalablement fermentés. Ainsi envisagé ce mot est donc synonyme d'eau-de-vie, avec cette légère nuance qu'il paraît s'employer à l'exclusion de toute idée d'arome ou de saveur spéciale, et qu'il marque un degré élevé de concentration. La science est parvenue à isoler ces substances, dont nous allons présenter les principales en suivant l'ordre croissant de leur toxicité.

1º L'alcool *éthylique* (esprit-de-vin, alcool vinique). C'est l'alcool prédominant de la fermentation du sucre de raisin ou fermentation vinique [1].

1. L'alcool *méthylique*, produit de la distillation du bois, sert à dénaturer les alcools destinés à l'industrie, et parfois entre dans la composition des liqueurs.

2° L'alcool *propylique*, qui se rencontre dans
outes les fermentations alcooliques. Il est en
quantité dans l'eau-de-vie de marc.

3° L'*alcool butylique*, qui se forme avec les pré-
édents dans la distillation des mélasses fermentées.

4° L'*alcool amylique* (esprit de pommes de
terre). On l'obtient en distillant les moûts sucrés
fournis par la pomme de terre, les grains, mais
on l'extrait aussi du raisin.

Tous ces liquides sont des poisons. En voici la
preuve. Pour tuer un chien de 30 livres, il faut
environ :

Alcool éthylique....... 90 grammes.
— propylique :... 45
— butylique..... 55
— amylique..... 23

Si nous supposons chez l'homme une résistance égale à celle du chien, il faudra pour tuer
un adulte de 120 livres : environ 400 grammes
du premier alcool, 200 grammes du second,
110 grammes du troisième et 95 grammes du
quatrième.

Les divers alcools d'alimentation (alcools de
grains, de mélasse, de fruits, de vin, etc.) ne
sont qu'un mélange des quatre alcools dont nous
venons d'évaluer la toxicité : alcools éthylique,
propylique, butylique, amylique. Il faut ajouter
à ces composants de nombreuses substances
d'importance secondaire, quant à la quantité,
mais dont quelques-unes ne sont rien moins

qu'inoffensives, même à faible dose. Citons entre autres l'*aldéhyde* et l'*éther acétiques*, les *aldéhydes éthylique*[1] et *pyromucique* ou *furfurol*[2], etc.

En résumé, on peut poser le principe suivant : toute matière sucrée, sucre de raisin ou glucose d'industrie donne naissance par fermentation, non pas seulement à de l'alcool éthylique, qui par rapport à ses congénères est le moins nuisible, mais encore à des alcools « supérieurs »[3], à des aldéhydes, à des éthers, etc., tous corps particulièrement dangereux. L'eau-de-vie de vin, donc, bien que se distinguant par une toxicité moindre — puisqu'elle renferme le maximum d'alcool éthylique — est loin de mériter l'épithète d' « hygiénique » qu'on lui applique trop fréquemment. De par son origine elle doit être assimilée aux eaux-de-vie de grains, de fécules, de fruits.

Dans un rapport officiel publié en 1891 par

---

1. Il suffit de 60 à 65 grammes d'aldéhyde acétique pour tuer un homme. Expérimentalement 1 gr. à 1 gr. 20 de ce corps tuent un kilogramme d'animal. L'aldéhyde éthylique, suffocante, n'est pas moins dangereuse.

2. Le furfurol, ou huile de son, se rencontre surtout dans les alcools de grains. A la dose de 3 à 4 grammes il tue rapidement un chien de 6 kilogrammes (Laborde et Magnan).

3. En chïmie, on nomme *supérieurs* les alcools dont le poids moléculaire et la toxicité dépassent ceux de l'alcool de vin ou alcool éthylique. Les alcools supérieurs sont donc les plus malfaisants.

la Direction de la Santé du Ministère de l'Intérieur italien, le Dr Selavo s'exprime ainsi : « Les vins naturels, outre l'alcool éthylique, contiennent d'autres alcools supérieurs en quantités variables suivant les régions, et dont les proportions pour chacune d'elles sont loin d'être bien connues. Henninger a trouvé 6 grammes d'alcool butylique pour 50 litres de vin de Bordeaux ; 15 grammes d'alcool amylique dans un hectolitre de vin du Rhin, et Ordonneau a extrait 55 grammes d'alcool butylique et 27 *grammes d'alcool amylique (0 gramme 27 par litre) dans un hectolitre de vin blanc* (R. Frésénius). Dans les alcools de Cognac de provenance connue, il a trouvé 4,14 et 3,20 p. 100 d'impuretés (alcools butylique, propylique, amylique, éthers. etc.). » Or, les eaux-de-vie de dernière catégorie, celles qu'on débite dans les cabarets fréquentés par les ouvriers, les rouliers, les soldats, contiennent au maximum 2,5 à 3 p. 100 d'alcool amylique.

Le produit fluide complexe de la distillation (*flegmes*) renferme suivant les matières mises en œuvre de 45 à 80 p. 100 d'alcools plus ou moins impurs. Il est une opération ayant pour but de séparer l'alcool éthylique des alcools supérieurs, des aldéhydes, etc., qui en augmentent la toxicité et lui communiquent une odeur désagréable ; c'est la *rectification*.

De ce qui précède, il faut induire que toute eau-de-vie, fût-elle de vin, doit, pour atteindre le minimum de malfaisance, être réduite au seul alcool toléré par les hygiénistes les moins intran-

sigeants, être soumise par conséquent à la rectification.

Tel est, du reste, l'avis de M. Claude (des
Vosges), président de la Commission du Sénat
chargée de l'enquête sur la consommation de
l'alcool en France (1886). « Le fait sur lequel
nous ne saurions trop revenir, déclare M. Claude,
c'est, d'une part, que dans l'état présent, les
alcools du commerce contiennent tous des
impuretés, même l'*alcool provenant du vin*...
d'autre part que leur élimination est toujours
possible... c'est aussi que si elle n'a pas lieu,
la cause en est.... à ce que le producteur ne
juge pas utile de se livrer à une peine et à une
dépense indifférentes à sa vente... »

La présence d'impuretés (alcools supérieurs,
aldéhydes, éthers, etc.) dans *tous* les produits de
la distillation agricole ou industrielle, quelles
que soient les matières mises en œuvre, vin,
marc, grains ou autres [1], ne suffit-elle pas à

---

1. En redistillant plusieurs fois les produits
bruts d'une première distillation, en rectifiant ces
flegmes, on peut arriver à les débarrasser de leurs
impuretés, du *fusel*. De ces impuretés, les unes,
plus volatiles que l'alcool éthylique, passent dans
la première portion de la rectification ; elles constituent les *mauvais goûts de tête* (aldéhyde éthylique,
éther acétique, alcool propylique, etc.); les autres
passent à la fin : ce sont les *mauvais goûts de queue*
(alcools propylique, butylique, amylique, éthers,
furfurol, etc.). Les unes et les autres doivent être
rejetées, et ce sont les *produits du milieu* ou *cœur*,

expliquer pourquoi tous les échantillons d'eaux-de-vie, de cognacs, de fines-champagnes, qu'a prélevés une récente Commission de la Chambre des Députés, dans les établissements les plus dissemblables de la capitale, ont été déclarés « dangereux » par les chimistes!

En se basant sur la teneur des eaux-de-vie commerciales en alcools supérieurs, on a pu les classer comme il suit par ordre de toxicité croissante :

1º Eaux-de-vie de vin;

2º Eaux-de-vie de poiré;

3º Eaux-de-vie de marc de raisin et de cidre;

4º Eaux-de-vie de grains;

5º Eaux-de-vie de betteraves et de mélasses;

6º Eaux-de-vie de pommes de terre.

Les distilleries agricoles et les bouilleurs de cru sont des facteurs très actifs d'empoisonnement public, puisqu'ils ne livrent au consommateur que des liquides extraits hâtivement, à l'aide de procédés primitifs, par des fermentations mal conduites, sans appareils de rectification ou avec des appareils imparfaits. Mais l'industrie les dépasse encore par la malfaisance des eaux-de-vie et liqueurs qu'elle livre au commerce.

Le bouilleur de cru, ignorant et mal outillé, viole presque toujours inconsciemment les lois

ou *bon goût*, dont la proportion augmente à mesure que les distillations se succèdent, qui méritent le nom d'*alcool pur* (alcool éthylique).

de l'hygiène. Le distillateur, lui, ajoute, de propos délibéré, aux alcools souvent mal rectifiés qu'il tire des mélasses, de la pomme de terre ou des grains, des substances chimiques vénéneuses destinées à reproduire l'arome des eaux-de-vie naturelles de vin, de cerises, de genièvre, etc. Grâce aux bouquets artificiels, il obtient du kirsch sans cerises, du cognac sans vin, du gin sans genièvre, comme il crée de toutes pièces dans son laboratoire avec de détestables alcools et des essences végétales ou chimiques, l'absinthe, le vermouth, la chartreuse, le noyau, le kümmel, etc., etc.

Le *bouquet de cognac*, par exemple, est un produit absolument artificiel obtenu, d'après M. Girard, en attaquant un mélange d'huile de ricin, d'huile de coco et autres matières grasses par l'acide nitrique. Après une injection sous-cutanée de *un centigramme* de cette essence, un chien de Terre-Neuve meurt en onze minutes. C'est ce poison des plus redoutables qui, aromatisant l'alcool de grains ou de mélasse, figure sur nos tables avec l'étiquette de « Vieux Cognac ». On conçoit qu'auprès d'une telle mixture, les Cognacs authentiques, sur les vertus desquels nous sommes édifiés (voir page 18), puissent passer pour des boissons hygiéniques et bienfaisantes!

Il est enfin une sophistication inouïe qui porte sur tous les spiritueux à saveur fortement aromatique : nous voulons parler de l'emploi de l'alcool *dénaturé*.

Les alcools dénaturés, c'est-à-dire additionnés de substances chimiques en vue de les rendre impropres à la consommation, bénéficient d'une réduction d'impôt considérable : ils n'acquittent en effet qu'une taxe de 36 fr. 25 par hectolitre au lieu des 156 francs qui frappent les alcools d'alimentation (à Paris les droits sont réduits en leur faveur de 266 francs à 45 francs par hectolitre). Or, des industriels peu scrupuleux — c'est là un euphémisme — emploient l'alcool dénaturé à la confection de l'absinthe, du curaçao, de la crème de menthe, etc.

Pour terminer ce chapitre, on peut résumer d'un mot les données que fournit l'analyse chimique des diverses boissons alimentaires obtenues par fermentation ou par distillation : *ces liquides renferment tous, dans des proportions variables, des substances toxiques, des poisons plus ou moins actifs (alcools, aldéhydes, acétone, éthers, bouquets artificiels etc.).*

DEUXIÈME PARTIE

ACTION DES BOISSONS ALCOOLIQUES

> « Formulées en aphorismes, de
> pures niaiseries, des généralités
> vaines, des affirmations menson-
> gères mènent le monde. » (X....)

CHAPITRE PREMIER

ACTION DES BOISSONS ALCOOLIQUES
SUR L'ORGANISME HUMAIN

Effets de l'alcool réputé le moins nuisible, l'alcool
de vin. — Il paralyse les facultés mentales supé-
rieures : c'est un poison de l'intelligence. —
L'alcool ne réchauffe pas, ne fortifie pas : c'est
un narcotique. — Il est moins un aliment qu'un
poison pour tous les tissus du corps. — Lésions
des divers organes chez les alcoolisés (estomac,
foie, cerveau, etc.). — Effets des apéritifs et
liqueurs, doublement toxiques par leurs alcools
impurs et par les essences et bouquets qui les aro-
matisent. — L'absinthe : propriétés épileptisantes.
Vermouth, vulnéraire, etc. — Empoisonnement

par les essences. — Effets et valeur hygiénique des boissons fermentées (vin, bière, cidre). — Leurs falsifications. — Les prétendus avantages de l'usage des boissons alcooliques sont des illusions. — Alcool et endurance. — L'alcool dans les pays froids; son inutilité. — L'alcool comme médicament. — Toute-puissance des préjugés. — La modération.

Quels sont les effets de l'alcool réputé le moins nuisible — de l'alcool vinique ou éthylique — sur les êtres vivants et sur l'homme en particulier?

La question du rôle de l'alcool dans l'alimentation est de celles sur lesquelles ont cours les affirmations les plus erronées. Il faut, et nous insisterons plus loin sur ce point, en chercher la cause dans les « illusions » que détermine l'usage des boissons alcooliques. Ces illusions ont donné naissance aux légendes de l'alcool tonique, de l'alcool fortifiant, de l'alcool régénérateur (légendes fixées d'une façon inébranlable dans l'esprit de tous), alors que, en réalité, l'alcool se distingue, comme l'a montré le professeur Bunge, par ses propriétés *exclusivement paralysantes* : « Il est possible, déclare ce savant, de ramener à une paralysie la plupart des manifestations qu'une observation superficielle pourrait faire considérer comme le résultat de l'action excitante de l'alcool. »

Analysons d'abord l'action des boissons alcooliques sur les facultés mentales.

Il est à peine besoin de dire que c'est aux

troubles de l'intelligence que l'on reconnaît le plus aisément le buveur d'habitude. Parmi les organes du corps humain, c'est le cerveau qui retient l'alcool dans la plus forte proportion et le plus rapidement[1]. Cette affinité de l'alcool pour le cerveau explique son rôle de poison psychique par excellence.

Les auteurs ne sont pas complètement d'accord au sujet des effets de l'alcool, *à faible dose*, sur les fonctions cérébrales et sur les fonctions de relation. Pour les uns, les optimistes, il détermine un sentiment de bien-être spécial; il excite l'intelligence, rend la parole plus facile, les idées plus nettes, plus gaies, plus nombreuses; il augmente la puissance musculaire. Par contre, il soustrait plus ou moins les idées, les paroles, et les actes à l'*influence de la volonté régulatrice et frénatrice; il porte atteinte à la personnalité.* De plus, à cette galvanisation des facultés succède une impuissance relative.

Pour les autres[2], l'excitation apparente provoquée par l'alcool dans le domaine psychique n'est pas autre chose qu'un symptôme de paralysie. Si, par exemple, après quelques rasades, le buveur devient plus communicatif et se répand en confidences (*in vino veritas*), n'est-ce pas un

---

1. On sait que chaque poison présente une affinité particulière pour tel ou tel organe : le foie, les centres nerveux, les os, etc.

2. Krœpelin, Richardson, Bunge, Forel, autorités indiscutables en la matière.

indice de l'amoindrissement de ses facultés de critique et de contrôle? De même, d'où vient au buveur sa confiance en lui-même, sa hardiesse, sinon encore de cette diminution de la critique? « Plus l'homme, dit Bunge, perd la faculté de se juger, plus sa suffisance augmente. »

Et cette gaieté tant vantée du premier degré de l'ivresse n'est-ce pas chose purement artificielle et due à l'oubli momentané des soucis et des misères qui réapparaîtront avec toute leur intensité une fois les fumées du vin dissipées? Quant à la suractivité motrice, aux gesticulations de l'homme alcoolisé, qu'est-ce, sinon le résultat d'une agitation plus ou moins automatique que la volonté, réduite à l'impuissance, ne vient plus diriger? C'est encore cette même paralysie de la volonté qui explique le rôle de l'alcool comme agent provocateur d'actes impulsifs, d'instincts malfaisants.

« La légère stimulation du début, dit M. Forel,
« ne se rapporte qu'aux fonctions motrices; il
« ne s'agit même pas d'une augmentation réelle
« de la force des mouvements des muscles, mais
« seulement d'une accélération de leur innerva-
« tion[1]. Les fonctions intellectuelles pures, telles
« que la perception, la conception des idées,
« leur association et le travail intellectuel de
« combinaison sont ralenties et entravées dès

---

1. Influence qu'exercent le cerveau et le système nerveux en général sur les mouvements, sur la sensibilité, etc.

« l'abord, même par les plus petites doses d'al-
« cool. Il en est de même des sensations (voir
« plus loin). Les associations extérieures d'idées
« (association de mots, d'objets perçus, etc.)
« sont augmentées aux dépens des associations
« intérieures (associations logiques et profondes).
« L'allégement de l'innervation motrice est la
« cause de l'illusion de la force et de toutes les
« impulsions inconsidérées, inutiles et brutales
« commises par les gens ivres [1]. La modification
« dans l'association des idées explique la plati-
« tude de la conversation, les répétitions inutiles
« de banalités triviales, les allitérations, les
« plaisanteries stupides observées à tous les
« degrés de l'ivresse. »

A regarder de près, ces deux opinions se cor-
roborent sur les points essentiels : amoindrissement de la volonté et du jugement, fonctionnement plus ou moins automatique des facultés
cérébrales soustraites à la tutelle de la raison.

Point n'est besoin de décrire les effets des
fortes doses, depuis l'ivresse simple jusqu'à
l'ivresse apoplectique où l'intoxication alcoolique
aiguë détermine un état de mort apparente
(sujets ivres-morts).

---

[1]. Pendant la guerre de Sécession on a eu souvent à déplorer, d'après Foville, la fréquence de
l'ivrognerie parmi les soldats, les officiers et même
les chefs des deux armées. Elle aurait parfois gravement compromis l'exécution de grandes opérations militaires.

On connait également les terribles résultats des doses massives, la fin brutale des malheureux qui tombent foudroyés après avoir ingurgité d'un coup par fanfaronnade ou dans le but de se détruire un litre — ou même moins [1] — d'eau-de-vie.

L'alcool est, en réalité, non seulement inutile, mais nuisible à l'exercice des facultés intellectuelles, ainsi que le reconnaissent d'ailleurs des hygiénistes comme MM. Germain Sée et Proust, qui, en dehors de toute préoccupation de polémique pour ou contre l'usage des boissons alcooliques, déclarent que l'alcool, et même le vin, « constituent des moyens d'entraver le travail intellectuel ». De nombreux exemples prouvent qu'on peut fournir une somme de travail cérébral égale et même plus considérable en s'abstenant de boissons alcooliques. Parmi les abstinents les plus connus, citons au hasard : Démosthène, Locke, Milton, le grand physiologiste Haller, Hoffmann, Chevreul, etc.

L'alcool peut donc être défini — et cette affirmation est inattaquable — un *poison de l'intelligence.*

Examinons maintenant une autre face de la question.

Tout le monde s'en va répétant que l'alcool réchauffe. Or c'est là une supposition toute gratuite, et le contraire est précisément la

---

1. 60 à 70 centilitres, non pas d'alcool pur, mais d'*eau-de-vie* commerciale, peuvent amener la mort.

vérité. A quoi donc tient cette nouvelle « illusion » provoquée par l'usage de l'alcool? D'abord à une erreur grossière qui nous fait considérer comme une sensation de chaleur ressentie à l'épigastre l'action caustique de l'alcool plus ou moins concentré sur la muqueuse de l'estomac. Il est évidemment inutile d'insister sur une méprise aussi patente. Le préjugé auquel nous faisons allusion est encore renforcé par une autre interprétation erronée des effets de l'ingestion de l'alcool. La physiologie démontre que l'alcool amène la dilatation des vaisseaux sanguins artériels de la peau, en paralysant les nerfs qui président à la contraction permanente de ces vaisseaux (paralysie des nerfs vaso-moteurs). Cette dilatation est naturellement suivie d'un afflux considérable du sang à la périphérie : le facies congestionné des grands buveurs en témoigne. La peau, soumise à des pertes de chaleur continuelles par son contact avec l'air ambiant, se trouve subitement irriguée et réchauffée par le sang provenant de l'intérieur du corps : d'où la sensation de chaleur. Mais, en réalité, le résultat de l'ingestion de l'alcool a été une perte de chaleur, puiqu'une grande quantité de sang est allée se refroidir dans les vaisseaux de la peau. Cette déperdition de calorique est d'ailleurs clairement marquée par un abaissement notable du thermomètre.

Mais, outre les résultats précis que la physiologie fournit sur cette question, il est des faits d'expérience qui suffiraient à nous édifier : les plus hardis et les plus savants explorateurs des régions polaires, M. Nordenskjold, M. Nansen, par exemple, n'emportent plus de boissons alcooliques parmi leurs provisions.

Il existe enfin une raison commune aux préjugés vivaces dont nous parlons : l'alcool est un *narcotique* (Bunge), l'alcool est un *anesthésique faible* [1]; autrement dit, il atténue ou fait disparaître la plupart des sensations pénibles : sensation de froid, de faim, de soif, de douleur, de fatigue, etc. C'est par une action anesthésique comparable à celle de l'opium qu'il donne des forces, ou plutôt qu'il défatigue (en supprimant la sensation de lassitude), qu'il aide à supporter la faim, le froid, la douleur, en atténuant ces diverses sensations [2]. M. Bunge, à qui nous empruntons cette analyse des effets de l'alcool, fait remarquer avec raison que la sensation de fatigue est la soupape de sûreté de notre machine. Annihiler cette sensation (par l'alcool, en l'espèce) afin de pouvoir continuer à travailler, c'est faire

---

1. Les substances anesthésiques sont celles qui font disparaître la faculté de sentir, tel est, par exemple, le chloroforme.

2. Richardson et Willième classent l'alcool, au point de vue physiologique, à côté du chloroforme et de l'éther, les deux plus puissants agents d'anesthésie chirurgicale. De même, pour M. Hugounencq, les effets physiologiques de l'alcool se rapprochent de ceux des autres anesthésiques, l'éther, le chloroforme.

comme un mécanicien qui condamnerait sa soupape de sûreté pour pouvoir surchauffer sa machine.

De même, si l'alcool console les affligés, c'est encore à la façon d'un narcotique, en « endormant » la douleur morale, en atténuant l'acuité des regrets, en paralysant dans une certaine mesure les manifestations les plus élevées de notre activité psychique, l'évocation douloureuse des souvenirs, etc.

C'est précisément cette action stupéfiante de l'alcool qui en constitue le grand danger : une dose faible de ce poison narcotique suffit pour anéantir la volonté, pour paralyser toutes les résolutions d'amendement et de tempérance. A mesure que l'empoisonnement s'accentue, la résistance cérébrale décroît. « Le corps ne peut plus se passer de ce poison, l'esprit s'éteint et s'abrutit; s'il reste assez de vie intellectuelle pour qu'il y ait quelque place au remords, on l'étouffe dans l'ivresse. » (Jules Simon.)

On a également considéré l'alcool comme déterminant une augmentation de l'activité cardiaque et une accélération du pouls. Pour M. Bunge, cette stimulation de l'appareil circulatoire ne serait pas due à l'alcool, mais reconnaîtrait pour cause les gesticulations, l'activité plus ou moins désordonnée des buveurs.

Citons encore un fait d'observation qui a pu contribuer à consolider la légende de « l'alcool fortifiant ». Il est indéniable que chez certains individus l'alcool est un merveilleux tonique, qu'il aiguillone leur activité épuisée, qu'il secoue la torpeur, qu'il donne des forces. Mais quels sont ces sujets? — Ce ne sont point des individus normaux, ce sont des alcooliques chroniques, des malades profondément intoxiqués, dont les organes, accoutumés à l'imprégnation alcoolique, souffrent si leur poison habituel vient brusquement à leur faire défaut. Il en est de même d'ailleurs dans toutes les intoxications chroniques : dans le morphinisme, par exemple, la privation de morphine détermine « un état de besoin » intolérable, cri de douleur des éléments anatomiques habitués à vivre dans un milieu contenant de la morphine. Ajoutons pour ce qui concerne les alcoolisés, que l'état de besoin dans lequel ils se trouvent lorsqu'ils sont sevrés d'alcool et qui disparaîtrait par l'ingestion d'un verre d'eau-de-vie, est un état passager : après quelques jours d'abstinence les organes s'habituent à vivre comme par le passé dans un milieu interne non alcoolisé.

Mais nous n'en avons pas fini avec l'examen critique des multiples vertus dont on a si inconsidérément décoré l'alcool. On en a fait, non seulement un stimulant et un tonique, mais encore un *aliment*. Or nous allons démontrer, d'abord, qu'il n'est pas un aliment, quelle que soit l'acception donnée à ce mot; ensuite, qu'il faut le classer parmi les substances dont l'ingestion habituelle, loin d'être un profit pour la nutrition, porte atteinte à l'intégrité des tissus, en amène la déchéance et la mort fonctionnelle.

CXIV.   3

On appelle « aliment » toute substance propre
à la nutrition. La nutrition est cette propriété
des éléments constitutifs de l'organisme : 1° de se
combiner avec les substances mises en contact
avec eux; 2° d'abandonner ensuite par décom-
binaison de nouveaux principes inutilisables ou
déchets, *sans que ces actes influencent ni leur forme
ni leur vitalité*. Telle est du moins la définition
qu'en donne Littré. Parmi les aliments, les uns
servent à l'entretien de la constitution des tissus;
les autres sont destinés à être brûlés, par conséquent à fournir de la chaleur, c'est-à-dire de
l'énergie [1]. Pour quelques auteurs, c'est dans
cette dernière classe que rentrerait l'alcool à côté
des graisses et des féculents. Liebig, Bunge etc.,
pensent que l'alcool est brûlé en grande partie
dans notre corps; pour Dujardin-Beaumetz il se
transformerait en acétates, puis en carbonates.
Les uns et les autres admettent qu'une petite
quantité seulement est éliminée telle quelle par
les reins, les poumons, la peau. Considérons
comme démontrée cette combustion intraorga-
nique de l'alcool, encore qu'elle soit combattue
par d'éminents physiologistes. Est-ce à dire que
l'assimilation de ce liquide aux aliments gras et
féculents soit légitime? « Nous ignorons, dit
« M. Bunge, si la fibre musculaire, si la cellule
« nerveuse peuvent utiliser l'alcool comme
« source de force; nos tissus ne sont pas orga-

1. Chez les êtres vivants, comme dans les machines
industrielles, la chaleur se transforme en travail.

« nisés de façon à pouvoir utiliser n'importe
« quelle substance; ils savent n'emprunter au
« sang que certains éléments bien définis. » Les
aliments gras et féculents introduits dans l'économie, sont en partie immédiatement utilisés et
en partie mis en réserve pour être employés à
l'occasion. En attendant leur mise en œuvre, ils
s'incorporent aux organes, et plus leur réserve
est grande, plus l'individu possède de force
virtuelle. L'alcool, lui, ne peut être considéré
comme un véritable aliment : d'une part, en
effet, il n'est pas démontré que les éléments de
notre corps puissent l'utiliser comme tel; d'autre
part, tout ce qui n'est pas immédiatement trans-
formé par nos tissus et humeurs va se mettre en
contact avec les éléments actifs, vitaux de nos
organes, contact dont la prolongation ou la
répétition ne sont rien moins qu'indifférentes
puisqu'il en résulte les maladies graves dont
nous allons bientôt parler.

L'alcool est donc surtout un poison. Il *intoxique* en empêchant les globules du sang, véhi-
cules de l'oxygène, autrement dit de l'agent de
la combustion, de mettre cet oxygène en rapport avec les aliments dynamogènes ou calori-
gènes, c'est-à-dire le combustible [1] (Schmie-

1. Rappelons l'expérience de Bouchardat et San-
dras qui, ayant grisé un coq, virent sa crête perdre
sa couleur rutilante et prendre une teinte noire
prononcée. De même, *in vitro*, l'alcool rend le sang
noirâtre (Monneret et Fleury).

berg et Bouwetsch). Il *intoxique* en altérant dans leur constitution les éléments nobles du cerveau, des nerfs, du foie, de l'appareil digestif, etc. Il peut aussi *tuer* rapidement en détruisant ceux de ces éléments qui régissent le jeu de notre organisme tout entier.

Enfin, on prête gratuitement à l'alcool, dans les milieux les plus éclairés, un avantage où, nous, nous ne devons voir qu'un leurre. On a prétendu et répété à satiété que si l'alcool n'était pas un aliment proprement dit, il était, à petites doses, un *aliment d'épargne*, et comme tel, non sans utilité « en modérant la dénutrition, en enrayant temporairement l'usure incessante et physiologique de nos tissus corporels ». Des recherches les plus modernes il est au contraire permis de conclure que l'action d'épargne attribuée à l'alcool en particulier n'est autre chose qu'un véritable empoisonnement du protoplasma, c'est-à-dire de la matière vivante (Manquat). En effet, si par son action sur les globules rouges du sang et sur les cellules composant nos tissus, l'alcool ralentit les combustions organiques et la désassimilation permettant ainsi à la graisse de s'accumuler dans les tissus [1], il porte, par là même,

---

1. C'est par une action analogue que l'arsenic procure un certain embonpoint aux arsenicophages du Tyrol. En réalité l'embonpoint (transformation de la matière vivante en graissé) provoqué par les substances comme l'alcool, l'arsenic, le phosphore, etc., est la marque d'une intoxication chronique profonde.

atteinte à la constitution des éléments précisément chargés d'utiliser les substances nutritives. En d'autres termes, il ménage le combustible, mais il met la machine hors de service. Ce sont ces lésions que nous allons succinctement exposer.

Ingéré en petite quantité, 10 à 15 grammes, l'alcool stimule la sécrétion du suc gastrique (Claude Bernard, Bouveret), agit comme excitant de la motilité des parois musculaires de l'estomac, en un mot active le travail de la digestion; mais son action est ici celle de toute substance irritante, le poivre par exemple. A forte dose, 50 à 100 grammes, il arrête la digestion en détruisant dans l'estomac et dans l'intestin les sucs nécessaires à cette fonction. Son action ne s'arrête pas là : il produit encore une violente inflammation des voies digestives, comparable à celle qu'amènent les poisons irritants et corrosifs. A l'autopsie d'un individu foudroyé par l'eau-de-vie ou tué en état d'ivresse, au cours d'une rixe, on trouve l'estomac et l'intestin d'un rouge vif, tellement irrités même qu'ils sont tout semés d'ecchymoses et d'hémorragies. Lorsque, comme il est de règle, de pareilles hémorragies se produisent dans le cerveau, la mort ne tarde pas à arriver. Si l'excès passager n'est pas allé jusqu'à l'intoxication mortelle, on assiste fréquemment, un ou deux jours après que l'ivresse s'est dissipée, aux symptômes d'un embarras gastrique intense, qui n'est autre chose qu'une forme atténuée de l'inflammation suraiguë. Que devient le tube digestif des buveurs d'habitude, de ceux, si nombreux, qui ne vont jamais jusqu'à l'ivresse confirmée et s'empoisonnent à petites journées, chez eux ou au cabaret? L'action irritante de l'alcool, pour être dans ce cas moins intense que tout à l'heure, n'en aboutira pas moins avec le temps :

1° A la perversion du goût (Bunge). La sensibilité gustative est émoussée par l'action quasi caustique de l'alcool : le buveur perd, avec l'acuité du goût, l'appétence pour les matières sucrées, appétence physiologique, comme on le voit chez les enfants dont la sensibilité gustative est intacte. Or l'importance biologique de ce goût pour les substances sucrées est considérable, puisque le sucre est la source de la force musculaire;

2° A la dilatation de l'estomac (habituelle chez les buveurs de bière, de cidre et de vin), ou bien, au contraire, chez les buveurs d'eau-de-vie, au recroquevillement de cet organe;·

3° A la transformation de ce dernier en un tissu dur, coriace, incapable d'élaborer les sucs nécessaires à la digestion (gastrite chronique);

4° A des ulcérations des voies digestives, ulcérations qui traduisent l'effet corrosif du poison;

5° Chez les personnes plus résistantes ou plus modérées, à une dyspepsie tenace dont les signes les plus saillants sont : la lenteur des digestions, les vomissements ou les nausées, la pituite matinale, la perte de l'appétit, etc. On peut poser en principe que tout individu faisant un usage quotidien — même modéré — des boissons alcooliques est ou dyspeptique ou candidat à la dyspepsie[1]. Or, trop souvent, une dyspepsie un peu ancienne ouvre la porte à toutes les maladies infectieuses, à la tuberculose et à la fièvre typhoïde entre autres.

Nous n'insisterons pas sur l'état de la gorge des buveurs d'habitude. Il n'est pas de chanteur, professionnel ou amateur, pas d'orateur, qui ne sache parfaitement à quoi s'en tenir sur ce chapitre. Comme les gens sous le coup d'excès alcooliques accidentels, les buveurs invétérés ont fréquemment un timbre de voix qui révèle l'inflammation, chez eux chronique, de la gorge et de l'appareil vocal.

Lorsque l'on absorbe de l'alcool sous une quelconque de ses formes, une partie — d'ailleurs très minime — en est décomposée, détruite, par les sucs digestifs : tout le reste se rend directement au foie. On conçoit donc que cet organe soit si souvent touché par le poison. Il peut lui aussi subir une sorte de durcissement, de racornissement : ses éléments actifs disparaissent, étouffés, et les importantes fonctions qui leur sont dévolues sont supprimées (*cirrhose alcoolique*).

Ces maladies de foie, quoique extrêmement

----

1. Il faut compter au nombre des facteurs de la dyspepsie, les différents vins médicinaux, de quinquina, de coca ou autres, les élixirs stomachiques des marchands de spécialités pharmaceutiques, etc., etc.

graves, presque constamment mortelles même, s'accompagnent du minimum de signes d'empoisonnement général (Lancereaux). « Ce qui est « le plus important à noter, dit le Dr Chauffard, « c'est que le buveur qui fait de la cirrhose sup- « porte bien, en général, les alcools. Lasègue « avait montré qu'il n'est pire alcoolique que « celui qui ne se grise jamais, qui chaque jour « s'intoxique *décemment, à petits coups.* »

La cirrhose alcoolique est donc une de ces affections qui s'installent sournoisement, sans troubler la quiétude de sa future victime, et qu'on ne songe à soigner que lorsque ses ravages sont irréparables.

Elle n'épargne aucun sexe, aucun âge. « Hé- « brard (de Lyon), sur 51 cas de cirrhose infan- « tile, en trouve 7 dus à l'alcool. Des faits de ce « genre inouïs ont même été publiés : tel le cas « de Barlow, à Londres, relatif à un bébé à qui « l'on donnait dès l'âge de six mois deux cuille- « rées à bouche de bière forte par jour, et dès neuf « mois une petite cuillerée de gin. C'est surtout « dans les pays du Nord que ces faits mons- « trueux d'alcoolisme infantile ont été observés. » (Chauffard.)

Les femmes fournissent 23 p. 100 des cas de cirrhose des buveurs. Chez elles, lorsqu'il s'agit de personnes occupant un certain rang social, on doit souvent chercher la cause du mal en dehors des boissons usuelles; c'est l'eau de mélisse, l'eau de Cologne (haute société anglaise et russe) qu'il faut parfois incriminer.

Toujours à propos de la cirrhose alcoolique, le Dr Chauffard reproduit la statistique d'Alison concernant la fréquence de cette maladie dans différentes catégories de buveurs.

	Nombre de buveurs.	Nombre des cas de cirrhose.	Propor- tion.
Alcooliques de la campagne.........	286	3	1/85
Alcooliques ouvriers non sédentaires...	244	7	1/34
Alcooliques ouvriers sédentaires	75	3	1/25

La conclusion qu'on est en droit de tirer de ces chiffres, c'est que moins le buveur prend d'exercice, moins il élimine son poison, plus ce dernier agit sur lui rapidement et profondément. Voilà qui explique bien mieux que la prétendue innocuité des boissons consommées à la campagne, la rareté relative de l'alcoolisme confirmé chez les paysans. Du reste, pour quelques auteurs des plus compétents (Lancereaux), le vin, même naturel, serait l'agent le plus commun de la cirrhose alcoolique [1].

A Paris, les cirrhotiques se recrutent spéciale-

1. Pour d'autres, le prof. Potain par exemple, il faudrait accuser surtout les liqueurs aromatiques ou simplement spiritueuses. Les Anglais donnent au foie atteint de cirrhose alcoolique le nom de *gin drinker's liver* (foie des buveurs de gin).

ment parmi les ouvriers devenus patrons — c'est-
à-dire jouissant de plus de loisirs et prenant
moins d'exercice — ainsi que parmi les débitants
au détail. Ces derniers ont, pour être atteints,
d'autres raisons que l'ingestion stomacale répétée
de vin et de liqueurs : on a vu devenir cirrhotiques des sujets exposés à l'absorption *respiratoire*
continue des vapeurs d'alcool dans les celliers,
dans les distilleries; des dégustateurs de vins ou
d'eau-de-vie qui recrachaient immédiatement le
liquide goûté (Chauffard) [1].

Véhiculé par le sang, l'alcool se porte vers les
méninges et le cerveau, vers la moelle et vers les
nerfs. Son influence néfaste sur ces organes explique les désordres plus ou moins passagers de la
volonté, de l'intelligence, de l'activité consciente
que nous avons exposés plus haut. Elle peut même,
dans certaines conditions aller jusqu'à la désor-
ganisation complète et irréparable des fonctions
cérébrales. Nous n'entrerons pas dans le détail
des *troubles permanents*, tant cérébraux que nerveux, qui traduisent ces lésions destructives, nous
contentant de citer : le délire alcoolique avec ses
redoutables complications (*delirium tremens* fé-
brile), les névroses voisines de l'hystérie et de
l'épilepsie, l'alcoolisme chronique, la paralysie
des membres, enfin la démence alcoolique et la

---

1. M. le prof. Brouardel a observé un cas d'intoxication (ayant nécessité l'internement dans une
maison de santé) par les émanations alcooliques à
travers un plancher.

paralysie générale, ce triste privilège des milieux civilisés.

Signalons rapidement l'action nocive de l'alcool sur les *vaisseaux artériels* (athérome et ses conséquences habituelles : le ramollissement cérébral, etc.), sur le *cœur* (état graisseux), sur les *reins* (sclérose et dégénérescence graisseuse), sur les *poûmons*.

L'alcool peut encore s'attaquer aux *sens*. Les oculistes connaissent bien la cécité (ou du moins l'affaiblissement considérable de la perception visuelle) chez les buveurs. On a voulu, il est vrai, mettre cette cécité sur le compte du tabac. Or, voici ce que nous apprend le Dr Uhthoff à ce propos : sur cent cas de cécité toxique, 50 sont dus exclusivement à l'alcool, 32 à l'alcool et au tabac combinés; 16 seulement au tabac. D'autre part, le prof. Panas fait remarquer la rareté des troubles visuels en question chez beaucoup de populations orientales où l'on fume constamment, mais où l'on s'abstient de vin et de spiritueux.

Il nous est maintenant possible de donner de l'alcoolisme une définition explicite et précise.

L'alcoolisme est l'ensemble des perturbations, passagères ou chroniques, des altérations organiques dues à l'absorption d'une quantité variable et plus ou moins fréquemment renouvelée de boissons alcooliques, ensemble de désordres dont les types les plus communs et les plus bénins sont la gastrite et les troubles cérébraux momentanés; les plus redoutables, la mort subite, le delirium tremens, la folie, la destruction irrémédiable d'organes indispensables à la vie.

Que doit-on penser des alcools aromatisés dénommés APÉRITIFS **et** LIQUEURS? — Il s'agit ici de cette grande classe de produits industriels engendrés par la plus inconcevable aberration d'esprit, et dont, au grand dommage de l'humanité, la consommation ne cesse de s'accroître.

C'est avec intention que nous qualifions d'*industriels* les liqueurs et apéritifs aujourd'hui livrés par le commerce. « Nous sommes loin, « disent en effet MM. Laborde et Magnan, de « l'époque où les liqueurs [1] étaient uniquement « composées avec le produit de la distillation « d'alcools de vin tenant en dissolution des sub- « stances aromatiques, objets de longues et « minutieuses préparations. » « L'industrie ne « s'accommode pas de ces longueurs, elle va « droit au but qui est de gagner de l'argent en « empoisonnant sa clientèle. » (*Le Petit Journal.*) Sa pratique, aussi simple que dédaigneuse de l'hygiène, consiste à mettre en présence des alcools à bas prix, c'est-à-dire particulièrement impurs, et des essences appropriées. Ces dernières masquent le mauvais goût des alcools

---

1. L'usage public des apéritifs est d'origine toute moderne, bien que quelques-uns d'entre eux, comme l'absinthe, aient fait partie des plus anciennes pharmacopées.

inférieurs et la qualité de ceux-ci importe, dès lors, fort peu. « Parmi les essences qui constituent les bouquets répondant à tous les besoins du distillateur et du débitant, il en est d'à peu près inoffensives. Ce sont les plus rares; les plus nombreuses au contraire sont des poisons violents..... » (Laborde et Magnan.)

Il convient d'ajouter qu'aujourd'hui, le consommateur, blasé, recherche avant tout le goût neuf, l'effet prompt, unis au bon marché. C'est donc la coalition des exigences du capital et des goûts pervertis du public qui a donné naissance aux mille et un breuvages multicolores, liqueurs et apéritifs, qui illustrent les vitrines des marchands de vin, des épiciers et des distillateurs.

Faisons en imagination une courte excursion dans les rues d'une de nos grandes villes. Il est cinq heures, « l'heure de l'apéritif ». A la devanture des cafés, brasseries, débits de toute espèce, d'où s'échappent des émanations d'armoise, d'anis, d'huile de pomme de terre, s'alignent des tables chargées de verres où transparaissent l'absinthe, les amers, le bitter, le vermouth, le cock-tail, etc. Devant chaque consommateur, au fur et à mesure que la conversation s'anime et que les têtes s'échauffent, les verres renouvellent leur contenu. Bientôt l'heure du dîner va sonner, et chacun, l'œil allumé le maintien ignorant toute contrainte, regagnera le gîte familial ou le banal restaurant. Bien des fois, la dernière cuillerée de potage clora ou à peu près le repas, que

« par habitude », prétend-on, l'on fait le plus
léger possible. Et puis les mêmes tables où scin-
tillaient tout à l'heure les apéritifs se couvriront
de menus récipients réservés aux chartreuses,
kümmels, eaux-de-vie de tout genre, suivis eux-
mêmes de chopes massives pleurant la mousse
du liquide cher à Gambrinus. A l'intérieur, les
cartes vont leur train, et chaque joueur malheureux ajoute une assise aux piles de soucoupes qui
entourent le tapis vert.

Est-il besoin d'ajouter que, le lendemain, la
pituite matinale, le malaise de l'intoxication de
la veille, la soif entretenue par la saveur forte
des liqueurs et apéritifs, par leur effet dessé-
chant sur la muqueuse de l'estomac et sur le
sang, seront un prétexte pour boire encore, et
pour boire quelque chose qui « remonte », c'est-
à-dire un liquide alcoolique. Ainsi s'organise le
cercle vicieux dont le buveur a d'autant moins
de chance de sortir, qu'il est convaincu qu'il ne
boit pas avec excès et doit être rangé dans la
catégorie des modérés.

Reprenant les paroles de MM. Laborde et
Magnan, nous dirons que les apéritifs et les
liqueurs du commerce sont pour deux raisons
les plus toxiques des boissons courantes. D'abord,
ils renferment, nous le savons, certaines essences
qui, même tirées du règne végétal, sont de violents poisons (essence d'absinthe), ou d'autres,
fabriquées de toutes pièces par la chimie et tout
aussi nuisibles (essences de vermouth, de bitter,
de noyau, de kirsch, etc.). D'autre part, ils sont

composés d'alcools à vil prix, mal distillés, peu ou point rectifiés, dont l'odeur nauséabonde est parfaitement masquée par l'arome des plantes infusées ou des bouquets artificiels[1]. Du reste, ces alcools ont pour certains consommateurs le mérite de s'émulsionner, c'est-à-dire de blanchir dans l'eau; ils ont encore l'avantage de donner plus de montant, plus de saveur aux apéritifs que ne saurait le faire l'alcool éthylique pur. Qui ne connaît, par exemple, l'odeur de l'eau-de-vie de marc, due à l'alcool propylique qu'elle renferme en notable proportion?

[1]. D'une récente communication de M. Girard, il résulte que les plus mauvais alcools sont aujourd'hui contenus dans les absinthes. La consommation de ces dernières augmente dans des proportions considérables. En sept ans (1885-1894), la consommation de l'absinthe a doublé; elle est aujourd'hui de 129 676 hectolitres. Ces chiffres, fournis par la Régie, représentent la quantité d'alcool absolu entrant dans la composition de l'absinthe. Comme la liqueur qui porte ce nom ne marque pas plus de 60 à 70°, on peut évaluer sa consommation en chiffres ronds à 220 000 hectolitres, soit 500 millions de verres. Paris en absorbe près du quart, et il n'est pas besoin de la statistique pour reconnaître que depuis quelques années le nombre des verres contenant la liqueur verte se multiplie de plus en plus aux « terrasses » des boulevards et des faubourgs. On sait les ravages qu'elle a exercés dans l'armée et la marine : aujourd'hui l'ouvrier parisien a remplacé le « canon » de vin classique par l'absinthe, dont il prend souvent plusieurs verres dans la journée.

Nous connaissons déjà les effets sur le corps et sur l'intelligence de l'alcool type, de l'esprit-de-vin ou alcool éthylique, et des boissons dont il forme la base. Nous avons appris que ses congénères, dont il n'est d'ailleurs jamais parfaitement débarrassé dans la pratique, ont une action analogue, mais plus énergique. Il nous faut maintenant décrire l'empoisonnement de caractère tout spécial auquel conduit l'usage des boissons spiritueuses aromatiques. Cet empoisonnement est une résultante de deux intoxications composantes dont l'une, l'alcoolisme, nous est déjà connue; et l'autre, l'*aromatisme* (absinthisme, anisisme, etc.), mérite une étude toute spéciale.

Les expérimentateurs (MM. Motet, Magnan, Laborde, Meunier, Cadéac) se sont principalement exercés sur les essences naturelles ou artificielles aromatisant l'absinthe, le vulnéraire ou arquebuse, le vermouth, le bitter, la liqueur de noyau, ou, du moins, prédominant dans le mélange fort complexe qu'est l'arome de chacune de ces boissons : essences d'absinthe, d'anis, d'hysope, de fenouil, le salicylate de méthyle, l'aldéhyde salicylique, l'essence de noyau, etc.

La liqueur (ou mieux l'alcoolat) d'absinthe, qu'elle soit obtenue « par distillation » ou « par essences », doit son odeur et sa saveur à un mélange d'essences végétales qui varie avec chaque distillateur. Nous en donnons ci-après deux formules types.

1° Absinthe par distillation.

Sur 20 litres d'alcool on distille :

Fleurs et feuilles de grande absinthe.	600 gr.
— petite absinthe..	200
— anis vert.........	800
— badiane........	400-800
— fenouil	800
Fleurs d'hysope...................	100
Fleurs et feuilles de citronnelle.....	125-200
— coriandre......	225

Calamus aromaticus, petite quantité.

2° Absinthe par essences.

Suivant la qualité, elle renferme, pour 20 litres de liqueur :

	Absinthe ordinaire.	Demi-fine.	Fine.
Alcool absolu........	11 l.	12 l.	15 l.
Eau.................	9	7 l.6	5
Essence de grande absinthe	6 gr.	6 gr.	6 gr.
Essence de petite absinthe............	»	3	3
Essence d'anis.......	»	12	25
Essence de badiane..	12	6	30
Essence de fenouil...	2	3	6
Essence de menthe..	»	1	»
Essence de mélisse..	»	»	1
Essence de coriandre.	»	1	1
Essence d'origan..... Essence d'angélique..	} petite quantité.		

Voici, d'après M. Adrian, les quantités d'alcool et d'essences qui entrent dans un *verre de 30 centimètres cubes* de liqueur d'absinthe.

CXIV.
4

	Alcool pur.	Essences diverses.	Essence d'absinthe.
Absinthe ordinaire.	14,40	0,030	0,005
— demi-fine.	15,00	0,046	0,010
— fine......	20,00	0,084	0,010
— suisse....	24,20	0,085	0,010

Dans les absinthes fines, la petite absinthe et l'hysope jouent le rôle de colorants; ce sont elles qui donnent la teinte verte; dans les absinthes inférieures on les remplace par des feuilles fraîches de luzerne ou d'ortie, d'ache, d'épinards, surtout par des colorants chimiques. On ajoute même des résines (benjoin, etc.), pour les faire blanchir dans l'eau.

MM. Magnan et Laborde ont montré que dans la liqueur d'absinthe, la substance composante la plus nuisible est l'essence de grande absinthe; que c'est à cette dernière que la liqueur emprunte ses propriétés épileptisantes. Quant aux essences d'anis, d'hysope et de fenouil (que certains auteurs regardent comme plus vénéneuses que celles d'absinthe), elles auraient un pouvoir toxique bien inférieur et produiraient non de l'épilepsie, mais des convulsions simples suivies de somnolence. Enfin les essences d'angélique, de menthe, de mélisse et de coriandre, n'auraient qu'une action insignifiante. M. Magnan cite l'exemple de deux hommes de même âge, sans antécédents héréditaires fâcheux, sans prédisposition particulière, ayant été habituellement sobres, mais s'adonnant depuis peu de

temps aux excès de boissons : l'un prend surtout de l'absinthe. « Tous les deux présentent
« les symptômes du délire alcoolique et les ca-
« ractères généraux de l'alcoolisme ; mais, en
« outre, celui qui prend l'absinthe ressent fré-
« quemment des vertiges, il pâlit, s'arrête, de-
« vient étranger à ce qui se passe, éprouve
« enfin, si l'accès est fort, une attaque convul-
« sive, de tout point comparable à l'épilepsie.
« Les essences d'anis, d'angélique, de badiane,
« de calamus aromaticus, d'origan, de fenouil,
« de mélisse, de menthe, introduites à doses
« massives dans l'estomac d'un chien, n'ont
« pas présenté ces attaques épileptiques ; reste
« l'essence d'absinthe. » M. Magnan a injecté
20 centigrammes de cette essence dans la veine
fémorale droite d'un chien ; au bout d'une mi-
nute, la tête fléchit, le cou se raidit, les pupilles
se dilatent, les mâchoires se serrent, de la bave
coule sur les lèvres, des gaz, de l'urine, des
matières fécales sont rejetées, les membres présentent de violentes convulsions ; cinq minutes
après, l'animal est hébété, se relève, regarde
autour de lui et va se coucher dans un coin.
« Ce tableau est celui qu'on observe chez
« l'homme cité plus haut, et il est différent de
« celui que présente un chien auquel on in-
« jecte 30 grammes d'alcool à 50°. Dans ce cas,
« l'animal est promptement paralysé, il tombe
« comme une masse inerte, dans la résolution
« la plus parfaite ; c'est l'image d'un individu
« dit ivre-mort. Au bout d'une heure, il com-

« mence à relever la tête, il se soulève, se traîne
« péniblement, titube à la façon d'une personne
« ivre. »

Pour MM. Cadéac et Meunier l'effet principal
de la liqueur d'absinthe est *l'abrutissement*. Cet
abrutissement, de règle chez les buveurs d'absinthe (Lancereaux, Dujardin-Beaumetz), serait
dû surtout à l'anis dont la proportion est, paraît-
il, au moins trois fois plus forte [1] que celle
de l'absinthe. MM. Cadéac et Meunier insistent
sur le rôle toxique des autres essences (badiane,
hysope, fenouil, angélique, origan, etc.). Ils
admettent que « de cet ensemble d'actions épi-
« leptisantes et stupéfiantes, il résulte ou la
« crise épileptiforme ou l'abrutissement suivant
« le degré de susceptibilité des individus et sur-
« tout suivant l'origine des plantes et le mode
« de fabrication de la liqueur ».

Le *vulnéraire* ou eau d'arquebuse, qui se consomme principalement à Lyon et à Paris, agit
avec une violence extrême sur les centres nerveux ; or il se trouve que ce sont précisément
les personnes à système nerveux impressionnable,
les femmes surtout, qui en font le plus fréquent

1. D'après M. Laborde, les absinthes ordinaires
renferment parties égales d'anis et d'absinthe ; les
fines et demi-fines 3 1/2 parties d'absinthe, pour
6 d'anis, c'est-à-dire une proportion de moins de
moitié en plus pour le dernier, au lieu du triple,
comme dans la formule de MM. Cadéac et A. Meunier.

usage. Le vulnéraire renferme jusqu'à dix-huit espèces d'essences végétales [1].

Le *vermouth* et le *bitter* de consommation courante empruntent en partie leur arome à l'aldéhyde salicylique et au salicylate de méthyle. Le premier de ces produits est substitué par les fabricants à l'essence de reine des prés qui, avec l'absinthe et plusieurs autres végétaux, forme le bouquet *naturel* du vermouth. L'aldéhyde salicylique, qu'il soit obtenu par distillation [2] des fleurs de *Spiræa ulmaria* ou par procédé chimique, est, comme l'absinthe, un poison épileptisant. Le salicylate de méthyle, principe actif odorant de l'huile de gaulthérie (où il entre pour les 9/10 d'après Cahours), de la pyrole ombellée ou wintergreen et du *Betula lenta*, est obtenu artificiellement par les chimistes, et c'est le plus souvent sous la forme synthétique, moins coûteuse et plus maniable, qu'il est employé par les distillateurs pour aromatiser les bitters et vermouths conjointement avec l'aldéhyde salicylique. C'est une substance convulsivante un peu moins active que la précédente. Elle tue un

1. En voici la liste à peu près complète : essences d'*absinthe*, de fenouil, d'hysope, de sauge, de menthe, d'origan, de basilic, de marjolaine, de sarriette, d'angélique, de rue, de mélisse, de thym, de calament, de lavande, de serpolet, d'hypericum et de romarin.

2. Il n'existe pas tout formé dans les fleurs, mais se produit pendant la distillation.

chien de 14 kilos à la dose de deux centimètres cubes en injection intraveineuse.

La *liqueur de noyau* renferme 5 grammes par litre d'un bouquet où entrent le benzonitrile et l'aldéhyde benzoïque, corps impurs possédant tous deux l'alléchante odeur d'amandes amères et tous deux fortement vénéneux. Le benzonitrile est le résultat de la décomposition du benzoate d'ammoniaque par la chaleur. Quant à l'essence d'amandes amères, ou aldéhyde benzoïque, on l'obtient soit en faisant agir l'azotate de plomb sur le chlorure de benzoïle, soit en l'extrayant de plusieurs plantes de la famille des Rosacées (*Amygdalus amara*, feuilles de laurier-cerise, noyaux de pêches et de cerises); c'est elle qui donne au kirsch son arome particulier. Avec l'essence d'amandes amères, par elle-même inoffensive, il passe durant la distillation une certaine quantité d'acide cyanhydrique. Cet acide, qui foudroie un adulte à la dose de cinq centigrammes, se forme encore en même temps que l'essence d'amandes amères (qui lui doit probablement son odeur) dans la décomposition de l'amygdaline des amandes en présence de l'émulsine — également contenue dans ces fruits — et de l'eau. L'aldéhyde benzoïque ne pourrait donc être impunément employé qu'à condition d'être débarrassé de l'acide cyanhydrique. Or, dans les crèmes de noyau, kirschs naturel ou d'industrie, etc., c'est le mélange des deux corps qu'on rencontre.

Toutes les essences dont nous venons de parler

doivent à leur qualité de substances volatiles
d'agir non seulement par ingestion stomacale,
mais encore par inhalation, surtout l'essence
impure d'amandes amères et celle d'absinthe.

« Il résulte, dit M. Laborde, de l'enquête que nous
« avons commencée à ce sujet, que les accidents
« presque fatalement liés au maniement et à la
« respiration seule des produits volatils dont il
« s'agit, dans les distilleries, sont la règle chez les
« employés forcés de séjourner dans l'atmosphère
« de ces vapeurs toxiques; et il est permis d'éta-
« blir en principe que la nature, comme la gra-
« vité des accidents, répond et est appropriée,
« pour ainsi dire, à la spécialité du produit, de
« l'atmosphère qu'il crée par sa diffusion; cela
« est particulièrement vrai et frappant pour les
« essences, et c'est encore l'absinthe et sa fabri-
« cation qui fournissent, à cet égard, les faits
« les plus caractéristiques et les plus probants...
« Dans une des grandes distilleries des environs
« de Paris, le hasard m'a fait rencontrer un jeune
« employé qui, d'une bonne santé habituelle,
« et de sobriété reconnue, a été pris d'accidents
« progressifs caractérisés par du tremblement
« généralisé, un embarras gastrique persistant
« ayant abouti à une dyspepsie profonde et
« tenace, avec mouvement de dénutrition et
« amaigrissement, et — j'appelle sur ce point
« votre attention — des symptômes vertigineux
« croissant en intensité, et étant arrivés jusqu'à
« la *crise épileptiforme*, avec chute, obnubilation
« et accès convulsif incomplet, mais caractérisé.

« Or ce jeune homme était employé et séjour-
« nait dans le compartiment consacré à la dis-
« tillation des essences, notamment de l'essence
« d'absinthe. Je conseillai au père, que j'eus
« l'occasion de rencontrer à l'époque même où
« venaient de débuter ces accidents, de faire
« sortir au plus vite son fils de l'établissement.
« Je fus facilement compris et écouté, et un
« amendement des symptômes ne tarda pas à
« s'ensuivre... »

L'auteur fait également allusion à des accidents personnels : il faillit en effet perdre la vie
dans un laboratoire où il expérimentait sur des
animaux l'essence de noyau. Il en fut de même
pour un de ses aides. Un membre du Conseil
supérieur de Salubrité qui assistait à ces recherches, s'étant mis à respirer longuement les
émanations d'un flacon rempli de l'essence en
question, fut rapidement pris d'un malaise qui
dura huit jours.

Enfin, les liqueurs et les apéritifs peuvent avoir,
en dehors de leur préparation avec des essences
spéciales, une raison commune pour être rangés
parmi les poisons épileptisants. Les alcools qui
en forment la base, surtout lorsque ce sont des
alcools de grains, contiennent tous une huile convulsivante, le *furfurol*, dont (voir la note, p. 18)
quatre centimètres cubes suffisent à tuer — par
la voie de l'estomac — un chien de six kilos.

Si nous abandonnons le côté expérimental de
l'*aromatisme* pour en envisager les effets sur
le buveur, nous voyons que l'usage habituel

des liqueurs et apéritifs aromatiques détermine une série de désordres relevant, les uns,
de l'alcool qui en forme la base, les autres des
essences qu'on mêle à celui-ci. Pour ne parler
que de l'astre de première grandeur dans cette
pléiade de philtres délétères, de l'absinthe, nous
rapporterons les conclusions du Dr L. Gauthier :
« Le caractère des absinthiques est remarquable
« par son impressionnabilité, par la succession
« et le mélange d'irritation et de tristesse; les
« rêves de ces malades sont analogues à ceux
« des alcooliques (buveurs d'alcool et de vin),
« peut-être encore plus effrayants. La puissance
« génitale est rapidement compromise chez
« l'homme; chez la femme, la cessation des
« règles semble être précoce, et l'on remarque
« une prédisposition à l'avortement. Les absin-
« thiques meurent presque fatalement de tuber-
« culose : il est absolument exceptionnel de les
« voir arriver à soixante ans. »

Or, que faut-il pour transformer l'homme ou
la femme les mieux constitués en absinthiques?
Une ration quotidienne de deux verres d'absinthe
pendant un an ou même quelques mois. « Plu-
« sieurs jeunes filles, observées à l'hôpital de
« Lourcine ou ailleurs, ont accusé des désordres
« sérieux multiples et en particulier des fourmil-
« lements des extrémités, des crampes, des cau-
« chemars, un léger degré d'analgésie symétrique,
« et du tremblement des membres six ou huit
« mois après le début d'excès de liqueurs diverses
« parmi lesquelles entrait l'absinthe. La période

« de temps nécessaire à une modification du
« système nerveux par les liqueurs spiritueuses
« chez l'homme qui boit sans s'enivrer est ainsi
« relativement courte... » (Dr Lancereaux.)

En résumé, on peut assimiler les eaux-de-vie,
les apéritifs et les liqueurs à d'autres substances
chimiques d'usage courant, tour à tour matières
inactives, médicaments, poisons lents et poisons
rapides : le mercure, le plomb, et le phosphore.
Tous, à petite dose et incidemment, sont d'effet
nul ou presque nul. Employés longtemps — toujours en faible quantité — ils produisent un
empoisonnement chronique (alcoolisme, hydrar-
gyrisme, saturnisme, intoxication phosphorée),
que l'absorption se fasse par l'estomac, la peau
ou la respiration [1]. A dose massive, ils tuent
rapidement. M. Forel exprime ainsi ce fait d'expérience : « Toutes les boissons alcooliques,
« même les plus légères (c'est-à-dire les plus
« diluées), comme la bière et le cidre, sont des
« poisons au même titre que la morphine,
« l'opium, le haschisch, la cocaïne, etc. On
« consomme les plus faibles en quantité plus
« grande, voilà la principale différence. »

Tous ces poisons, la médecine les emploie avec
grand succès dans une foule de maladies, mais

---

1. Plusieurs fois, on a observé l'intoxication
alcoolique *professionnelle* chez des parfumeurs, des
fabricants de vernis, des marchands de couleurs,
des éventaillistes, des vernisseurs, etc. (Dr Lancereaux.)

à des doses précises et en surveillant leurs effets. Pour l'alcool, qu'elle prescrit sous forme d'élixirs, de potions toniques, de vin de quinquina, elle semble un peu se désintéresser de la façon dont les malades en peuvent user, si bien que, parfois, ces derniers (comme il arrive pour la morphine, la cocaïne, l'éther, etc.) contractent au cours d'un traitement mal dirigé des habitudes alcooliques (voir p. 74).

Quels sont, en réalité, les effets et la valeur hygiénique des boissons alcooliques fermentées dites alimentaires : vin, bière, cidre? — Le vin est composé, nous l'avons vu, de 80 à 90 parties p. 100, de 6 à 12 p. 100 d'alcool, de glycérine, de tanin, de principes aromatiques (*bouquet*), de sels, etc. (voir p. 7). Voilà pour le vin normal, le vin « pur jus de raisins frais », comme disent les débitants.

La consommation sans cesse croissante des différents vins a poussé les négociants et les débitants (car la sophistication est à *deux degrés* au moins) à frelater le vin que livrent les producteurs, à l'aide d'une foule d'opérations destinées à en augmenter la quantité ou la valeur. (J. Denis.)

Une grande partie des vins communs et ordinaires sont obtenus en « mouillant », c'est-à-dire en étendant d'eau les vins *vinés* [1] ou suralcoolisés

---

1. En vinant ou suralcoolisant le vin, avant son passage aux octrois, jusqu'au maximum permis par

du Midi et en colorant le mélange avec le suc de diverses plantes (baies de sureau, rose trémière, bois de campêche, etc.), ou même avec des couleurs chimiques (fuchsine, etc.). On fabrique encore de toutes pièces les vins communs avec du sucre et du marc ou avec de la piquette de raisins secs importés. Ces dernières mixtures ne peuvent encore être utilisées qu'après coloration artificielle et addition de bouquets leur donnant la saveur et l'arome. Les vins mouillés et les vins de raisins secs sont dits *de macération*. Bien des champagnes, bien des crus réputés ne devraient pas porter d'autre désignation.

En dehors des alcools impurs dont ils sont artificiellement chargés par le vinage, les vins de macération empruntent aux bouquets industriels leur pouvoir particulièrement toxique. Il existe deux sortes de bouquets artificiels ou *huiles de vin* : l'huile française et l'huile allemande. Cette dernière est deux fois plus vénéneuse, mais aussi deux fois plus odorante que la première : aussi est-elle la plus recherchée. MM. Laborde et Magnan ont étudié expérimentalement ces essences; ils ont montré qu'un chien de 11 kilogrammes meurt trois quarts

la régie, on obtient un mélange d'un titre alcoolique de 15° environ. Aussitôt en cave, on y ajoute suffisamment d'eau pour abaisser son titre à 8° ou 9°, qui est le titre ordinaire de consommation chez les débitants au détail. Il y a donc double bénéfice pour les commerçants.

d'heure après l'injection de 4 centimètres cubes
d'huile de vin allemande. Voici comment ils
s'expriment à leur sujet : « Quelque minime
« qu'en soit la quantité dans la pratique des
« bouquets, elle n'en offre pas moins, pour son
« compte particulier, des dangers réels, en
« raison de la répétition fréquente de l'absorp-
« tion et des quantités totales du liquide absorbé
« dans la consommation, car il ne faut pas
« oublier que ce liquide est le vin, ou ce qu'on
« appelle de ce nom. »

On aurait tort à notre avis de faire porter aux
vins artificiels la responsabilité de tous les
méfaits du vin en général. En effet, outre le
vinage et le *mouillage*, certaines manipulations
pratiquées couramment sur le vin naturel, telles
que le *plâtrage* (qui a pour but d'empêcher
l'altération des vins et d'en aviver la couleur), le
sucrage (alcoolisation des vins par l'addition de
sucre au moût), le *coupage* (mélange de divers
crus destinés à se compléter les uns par les
autres), le *soufrage*, le *salicylage* (dont le but est
de conserver le vin) peuvent, lorsqu'elles sont
pratiquées sans mesure, n'être pas sans inconvénients au point de vue de l'hygiène.

D'autre part, les vins authentiques possèdent
un degré alcoolique supérieur — souvent d'un
tiers — à celui des vins communs. Certains d'entre
eux même se distinguent par la quantité relativement considérable d'alcools amylique et propylique qu'ils renferment et peuvent sous ce rapport être regardés comme plus nuisibles que les

vins de macération. Tels sont les vins blancs corsés, en général, et en particulier, ceux du Rhin et de la Moselle. Ces derniers ont la réputation de « tomber dans les jambes du buveur », de le « clouer sur sa chaise ». Ce sont à proprement parler des stupéfiants énergiques [1]. Enfin il n'est pas prouvé que l'huile naturelle de vin le cède beaucoup en toxicité aux huiles artificielles ou qu'elle n'en possède aucune.

Nous avons vu plus haut quel est le titre alcoolique des bières. Ces boissons, obtenues par la décomposition et la fermentation de la fécule de céréales (orge), contiennent les produits communs à toutes les fermentations de cette nature, entre autres l'alcool amylique. Nous n'insisterons pas sur les falsifications de la bière qui sont du reste plus rares que celles du vin. Il suffit de noter qu'on la suralcoolise et qu'on la salicyle pour la rendre plus transportable et pour la conserver; qu'on lui donne de l'amertume avec le buis, la noix vomique, l'acide picrique, ou au contraire qu'on l'édulcore avec la saccharine, etc.

Les cidres, dont l'usage s'est beaucoup répandu

1. On appelle *stupéfiants* les poisons qui ont pour effet d'assoupir, d'immobiliser. Les vins dont il est ici question donnent à l'ébriété une forme stupide particulière. Rappelons que les vins rouges communs ne renferment que 8 à 9 p. 100 d'alcool environ, tandis que les vins blancs des grands crus (Bordelais, Alsace, Champagne, Loire) en contiennent de 10 à 12,5 p. 100.

à Paris depuis quelques années, bien que ne renfermant en général que de 2 à 6 p. 100 d'alcools divers (l'alcool propylique en proportion exceptionnelle), peuvent donner lieu aux accidents de l'alcoolisme quand on les prend en quantité suffisante — et cette quantité est facilement atteinte avec toutes les boissons sucrées ou riches en extrait, c'est-à-dire altérantes. En outre, ils occasionnent parfois des maladies du tube digestif (indigestions, diarrhées, etc.).

Tout comme le vin et la bière, le cidre est l'objet de nombreuses falsifications (mouillage, vinage, sucrage), surtout dans les villes. On est arrivé, du reste, à le fabriquer de toutes pièces, sans pommes et sans poires.

A propos des sophistications dont il vient d'être traité à plusieurs reprises, on sera tenté de poser cette question : ces sophistications sont-elles bien fréquentes, et dans quelles proportions les observe-t-on? La statistique va répondre.

Les opérations du Laboratoire municipal de Paris ont donné les résultats suivants pour l'année 1891 :

Vins, 7.997 échantillons : 4189 « bons » ; 422 malades ; 525 plâtrés; 335 piquette; 624 vinés; 1870 mouillés; 3 colorés artificiellement; 4 salicylés; 20 déplâtrés; 33 autrement adultérés.

Alcools et liqueurs, 538 échantillons : 177 « bons »; 334 kirschs artificiels; 27 alcools mauvais goût.

Cidres et poirés, 185 échantillons : 81 « bons » ; 45 colorés artificiellement; 9 salicylés; 50 mouillés.

Bières, 816 échantillons : 812 « bons »; 2 salicylés; 2 mouillés.

Pendant l'année 1891, le Laboratoire d'hygiène de Madrid a constaté que sur 8 échantillons d'eau-de-vie, 7 étaient mauvais; que sur 15 alcools, 6 étaient à rejeter. En 1891, le Laboratoire de police strasbourgeois a trouvé que sur 496 échantillons de vin, 84 étaient falsifiés, soit 17 p. 100. Voici mieux : il existe, aux États-Unis, des établissements où l'on s'occupe ouvertement du trafic des boissons adultérées. « Une « maison annonce, par exemple, qu'elle donne « des recettes pour faire du cidre sans pommes, « pour convertir les cidres de toutes sortes en « vins; pour préparer de belles matières colo-« rantes destinées à colorer les vins et d'autres « boissons. » (Van Hamel Roos.)

C'est par l'étude médicale des boissons fermentées alimentaires qu'on peut le mieux juger de leurs propriétés hygiéniques. Or il est permis de formuler comme il suit les conclusions qui se dégagent de cette étude.

Le *vin*, pris à forte dose, accidentellement, amène la même ivresse que l'alcool brut. L'ingestion d'une dose de 15 décilitres à 4 litres (ou plus), répétée tous les jours pendant un laps de temps variable, engendre un alcoolisme d'allure un peu moins bruyante que les eaux-de-vie, apéritifs et liqueurs; mais le vin, d'après certains observateurs (voir p. 42), possède à un plus haut degré que toute autre boisson alcoolique, le pouvoir de donner naissance à la plus grave des maladies

du foie, la cirrhose alcoolique ou mieux « vinique ». Ce redoutable accident est le fait, non seulement des vins ordinaires, mais encore des crus
les plus renommés. A la dose où les gens tempérants l'emploient — soit une bouteille de 80 à
90 centilitres dans les vingt-quatre heures, laquelle représente 90 centimètres cubes d'alcool
absolu — quels sont les effets du vin et que
doit-on penser de ses prétendus avantages?

D'après un savant chimiste, « les vins de Bor-
« deaux, de Bourgogne, de Mâcon, de Beaujo-
« lais, par leur richesse moyenne en alcool (8 à
« 11 p. 100), par leur dose notable de tanin,
« leur faible acidité, leur extrait moyen comme
« poids, souvent ferrugineux et phosphaté, sont
« plus ou moins toniques et reconstituants, sans
« exciter ni fatiguer l'estomac ». Nous accor-
dons qu'il est des sujets chez lesquels l'usage
modéré de ces vins naturels puisse n'avoir pas
d'inconvénients et même être parfois utile par
suite de l'action stimulante des éthers ou des
acides qu'ils renferment, et de l'excitation gustative et olfactive due à leur bouquet : cette excitation a son importance aux yeux du physiologiste et du médecin. Mais à côté de ces cas,
combien d'autres où il est loin d'en être ainsi!

Le vin peut paraître favoriser la digestion par
ses acides (tartrique, malique, etc.). En fait,
ceux-ci n'ont qu'une action bien faible. Ils
exercent, en outre, une influence fâcheuse sur
certains estomacs, plus nombreux qu'on ne
pense, qui fabriquent par eux-mêmes une trop

grande quantité de sucs acides. Certains vins blancs, riches en bitartrates, sont des plus nuisibles sous ce rapport. Le tanin, dont sont notablement pourvus les vins rouges en général et ceux de Bordeaux en particulier (0,65 à 2 p. 1000), ne saurait non plus favoriser le travail de la digestion et de l'assimilation : il a en effet la propriété de coaguler les matières albuminoïdes, c'est-à-dire de rendre insolubles les substances qui ne passent du tube digestif dans l'intimité de nos tissus que grâce à leur état de solution. Quant aux principes colorants naturels, il n'est pas douteux qu'ils interviennent pour altérer les fonctions digestives : tout le monde connaît les mauvais effets des *gros vins* du Midi. On sait enfin que la coutume du « coup du docteur » et l'usage de terminer le repas par un verre de vin fin sont, pour bien des gens, loin d'être aussi hygiéniques qu'on le croit. Nous avons à peine besoin d'ajouter qu'à jeun, la moindre quantité de vin rouge est mal supportée par les estomacs non préparés, c'est-à-dire par les estomacs sains, et que le vin blanc fait immédiatement sentir ses effets sur le système nerveux. D'autre part, de nombreuses expériences sur des sujets porteurs de fistules gastriques, des recherches faites à l'aide de la sonde œsophagienne prouvent que des doses modérées de vin (et de bière) suffisent pour ralentir et troubler sensiblement la digestion. « Le vin, dit l'éminent physiologiste Herzen, est un moyen d'entraver la digestion. » Mélangé d'eau, le vin perd la plupart de ses qualités gastronomiques.

La bière, au dire de bien des gens, jouit de toutes sortes de privilèges : elle est tonique et apéritive par son amertume, nourrissante par ses principes sucrés et azotés. Il est certain que la bière, à cause de son amertume, peut — mais seulement à petite dose — exciter la faim; mais il est non moins indubitable qu'un homme bien portant mangera autant qu'il est nécessaire sans avoir besoin d'excitants, et que, d'autre part, il est plus sain et plus économique pour les gens qui manquent d'appétit, pour les malades, de prendre une tasse d'infusion de houblon, de gentiane, etc., qu'une bouteille de bière.

Il nous semble spécieux ou naïf d'invoquer les propriétés nutritives de cette boisson. « Il est « absolument ridicule, dit M. Forel, d'alléguer « la valeur nutritive de la bière qui n'est en « aucune proportion avec son prix et qui n'entre « en ligne de compte que lorsqu'on en absorbe « des quantités considérables et très nuisibles à « la santé. On commence par détruire (par la « fermentation) la presque totalité des principes « nutritifs des céréales, pour prôner ensuite la « valeur alimentaire du petit reste bien coûteux « qu'on n'a pas détruit en les transformant en « bière! » De 100 kilogrammes d'orge employés à la fabrication de la bière, il ne subsiste, après une longue série de manipulations, que 5 kilogrammes de matières solides dissoutes dans 80 litres d'eau, soit à peu près 30 grammes dans chaque demi-litre.

Cinq litres de bière coûtant de 1 à 3 francs ne contiennent pas plus de nourriture qu'un petit pain de 0 fr. 10 ; parfois ils en contiennent beaucoup moins. (E. Vaslet.) Enfin, il est prouvé qu'un litre de bière n'est pas plus nourrissant qu'un centimètre cube de fromage.

La bière ne mérite donc pas son titre de « pain liquide » et l'on ne peut que sourire d'entendre les gens éclairés en vanter l'utilité chez les nourrices.

Certes, l'usage d'une bière légère, ne titrant que 1 à 2 degrés d'alcool, n'est pas incompatible avec une bonne digestion ; elle peut même, dans certains cas spéciaux, la favoriser. Mais encore une fois, comme toutes les boissons contenant beaucoup d'extraits (sucre, mucilage, levure, etc.), elle n'étanche la soif qu'à haute dose, à condition d'être froide ou même glacée. Or il n'est pas sans inconvénient d'augmenter hors de raison la quantité des aliments liquides ou autres que l'estomac est chargé de brasser durant la digestion [1] ; de plus, rien ne favorise cette fonction comme les boissons chaudes, et rien ne lui est nuisible comme les boissons glacées. Ajoutons que la bière rend somnolent, ne dispose pas au travail intellectuel, et qu'elle produit une ivresse plus dangereuse souvent que celle du vin.

____

1. Qu'on se rappelle la fréquence des dilatations de l'estomac dans les pays à bière.

Quant au cidre, bien qu'en général un peu moins riche en alcool que les boissons précédentes, il n'a sur elles aucun avantage. Ses propriétés nutritives sont nulles (Germain Sée); il est de conservation difficile; il est indigeste et occasionne ou entretient des maladies d'estomac trop communes; il peut même agir défavorablement sur les reins. Sec, il est très acide et « dur » à l'estomac; doux, il ne désaltère pas. Point n'est besoin de répéter qu'il grise et mène à l'alcoolisme tout comme la bière.

Les alcools et les boissons dites alimentaires ou hygiéniques n'ont-ils pas, pour les individus faisant de longues marches ou des travaux physiques fatigants, des avantages qui compensent et au delà leurs inconvénients? — Telle est la question qu'en dépit des arguments qui précèdent — et peut-être à cause de leur forme théorique et abstruse — on serait encore tenté d'émettre. Nous allons y répondre avec des faits qui se passent de commentaires et mettent fin à toute discussion.

Le Dʳ Parkes, professeur d'hygiène à l'hôpital militaire de Netley, a entrepris des expériences comparatives sur des escouades de soldats soumis pendant des temps déterminés, à un même travail, dans des conditions identiques de santé et de régime, sauf que les hommes d'une escouade prenaient une quantité modérée de vin, tandis que les autres ne buvaient que de l'eau. Les abstinents travaillaient mieux, plus vite et plus

longtemps qu'o les non-abstinents, et la même
escouade travaillait notablement mieux aussi
pendant la période d'abstinence que pendant la
période où elle usait de vin.

M. Demme mit alternativement au régime de
l'eau et au régime du vin (1/2 verre à chaque
repas) de jeunes écoliers. Pendant les périodes
où ils buvaient du vin, ils se montraient plus
endormis, moins attentifs, moins capables de
travail; certains même étaient dans un état nerveux tel qu'on dut interrompre l'épreuve.

Des expériences faites dans les armées anglaise
et américaine ont montré que sous tous les cli-
mats (États-Unis, Afrique occidentale, Canada,
Hindoustan), aussi bien dans les pays tropicaux
que dans les régions polaires, les troupes ne
supportaient jamais mieux la fatigue des campagnes que lorsqu'elles étaient privées de toute
boisson alcoolique. Sur les 75 000 hommes qui
composent l'armée anglaise aux Indes, 25 000
sont abstinents [1]. Ajoutons que la plupart des
baleiniers, qui font d'énormes dépenses de

1. Un des principaux dangers de l'usage des boissons alcooliques, dans les conditions qui précèdent,
résulte de l'habitude que prend rapidement l'organisme d'exiger une ration quotidienne d'alcool. « Il
arrive ainsi, pour une foule de gens, qu'ils ne peuvent plus travailler sans cette excitation factice
produite par l'alcool, comme un mauvais cheval
qui n'avance plus qu'à coups de fouet. Pour l'homme
comme pour l'animal, l'organisme entier n'en est
que plus vite usé. » (J. Denis.)

forces, sont abstinents; que le Grand Frédéric interdisait l'eau-de-vie à ses soldats; que le général de Courcy a prohibé la vente de l'absinthe aux troupes en marche au Tonkin.

Dans un article publié par la *Feuille militaire*, sur le concours de course à cheval Berlin-Vienne en 1892, le colonel Spohr s'élève contre la pratique erronée de certains concurrents qui avaient cru devoir faire prendre à leurs chevaux de l'alcool mêlé à leur nourriture. D'accord avec le vainqueur, il conclut ainsi : « Quand on s'est finalement convaincu, comme « moi, que l'homme ne peut commettre une « plus grosse faute, dès qu'il doit supporter de « grandes fatigues et de longs efforts, que de « vouloir se fortifier par des boissons alcooliques « de quelque nature que ce soit, on ne peut avoir « d'hésitation sur leurs effets (fâcheux) sur les « animaux qui, eux, n'ont pas le ressort moral « pour réagir. »

Si l'alcool donnait réellement des forces, comment expliquer que tous ceux qui veulent sérieusement « s'entraîner » dans quelque sport que ce soit, doivent s'en interdire l'usage. Notons que cette abstinence nécessaire à l'entraînement n'a pas été inspirée par des vues de l'esprit : c'est le résultat de l'expérience, en dehors de toute espèce de vue théorique et de parti pris.

Les guides des montagnes suisses, qui avaient pendant longtemps pratiqué l'usage des liqueurs, prennent maintenant de préférence du café noir

ou du thé froids dans leurs pénibles ascensions :
ils ont reconnu que l'alcool « coupe les jambes »
(Choisy). Les boxeurs anglais s'en abstiennent.
Terront, le bicycliste vainqueur dans la course
de Paris-Brest (1200 kilomètres en 71 heures
30 minutes), ne prit aucune boisson alcoolique
durant la course. De même Weston, qui par-
courut à pied 7445 kilomètres en cent jours;
Adam Ayles, l'explorateur polaire qui endura
des fatigues inouïes durant une course en trai-
neau de cent dix jours; le capitaine Webb qui
traversa à la nage la Manche. L'héroïque général
Cambronne, qui prit la part active que l'on sait
à toutes les campagnes de la République et du
premier Empire, était un abstinent : sa conver-
sion datait de l'époque où, simple brigadier, il
avait encouru une peine grave, pour un acte d'in-
discipline commis en état d'ivresse. A quoi bon
multiplier les exemples? Il suffit pour être défi-
nitivement fixé sur la légende de « l'alcool géné-
rateur de forces » d'interroger les champions les
plus réputés de l'aviron, de la nage, de la
marche, et de l'athlétisme. Pour eux, les véritables boissons excitantes sont le café, le thé, le
maté; ils se refusent à y ranger l'alcool.

L'alcool, dans les pays froids, est tout aussi
inutile, tout aussi dangereux. Ce qu'il faut aux
voyageurs soumis à des froids rigoureux, comme
aux soldats et aux travailleurs qui se surmènent,
ce n'est point de l'alcool, ce n'est point un
« narcotique » qui endorme les sensations de
froid et de fatigue et donne l'illusion d'un for-

tifiant, ce sont des matieres grasses et sucrées
(Fick, Bunge) [1].

**Qu'est-ce donc en définitive que l'alcool
au point de vue hygiénique?** — La réponse est
facile et s'impose après l'enquête à laquelle nous
venons de nous livrer. L'alcool est un poison :
comme la plupart de ses congénères, il agit de
façon lente ou rapide. A haute dose il anéantit
rapidement les fonctions indispensables à la vie;
par l'usage habituel de quantités indifférentes
en apparence, il s'infiltre dans l'intimité de nos
tissus pour en détruire les éléments constitutifs,
qu'il transforme en particules inertes, en graisse
par exemple. C'est là son action extrême, bien
entendu. Entre les mains des médecins, il est
devenu, comme bien des poisons, un médicament non sans valeur [2]. L'emploi de l'alcool est
donc du ressort de l'art médical : cette substance
doit être reléguée dans l'officine des pharmaciens, comme la morphine, l'éther, le chloroforme, etc.

Nous avons défini plus haut l'alcool un anes-

1. Dans les contrées tropicales, l'usage de l'alcool
est considéré par tous comme des plus pernicieux.
« L'alcool, dit le Dr Bordier, est la maladie la plus
« dangereuse des pays chauds.... C'est l'action des
« liqueurs soi-disant toniques et apéritives qui
« livre tant de jeunes soldats aux rigueurs du
« paludisme et du soleil. »

2. Les Grecs n'avaient qu'un mot pour exprimer
« poison » et « médicament » : *pharmakon*.

thésique faible ; de là son emploi, chez les anciens, pour diminuer ou abolir la sensibilité au cours d'opérations douloureuses, et, dans la thérapeutique contemporaine, son usage comme *calmant* dans certains états d'excitation réflexe du cerveau ou de la moelle.

En Angleterre, les Drs Twedie et Todd ont été les principaux promoteurs du traitement des maladies inflammatoires par l'eau-de-vie et les vins-liqueurs. Leur méthode s'était tellement généralisée parmi les médecins de ce pays, qu'un d'entre eux calmait les aliénés atteints de délire furieux à l'aide de larges rasades d'alcool fréquemment répétées. On peut dire sans exagération qu'il n'est pas de médicament dont on ait autant abusé. Le prof. Cornil parle de maladies de foie *par ordonnance du médecin*. Nous pourrions également citer des paralysies des membres inférieurs, des cas de folie dus à l'administration, dans un but thérapeutique, de doses exagérées d'alcool, d'élixirs, de vins toniques [1], etc.

1. Une réaction très légitime se produit contre l'emploi exagéré de l'alcool comme agent thérapeutique, emploi qui, entre autres résultats fâcheux, a celui de fortifier les préjugés du public sur l'action tonique de l'alcool. « L'indication de l'alcool « comme tonique, dit le Dr Manquat, ne me paraît « ni démontrée, ni probable. Cette notion serait « importante à préciser au point de vue de l'alcool « dans les maladies infectieuses, parce que c'est « précisément dans celles-ci que le protoplasma « subit le plus d'attaques de la part des substances

Mais il ne faut pas s'abuser et croire qu'il suffira d'exposer les leçons de l'expérience, de produire les affirmations si catégoriques des savants, pour amener d'emblée dans le public un mouvement de réaction contre l'usage des boissons alcooliques. Dès le berceau, on nous inculque le *préjugé de l'utilité de l'alcool*; dans le courant de l'existence, nous sommes incessamment soumis non seulement à la contagion de l'exemple, mais à l'alcoolisation obligatoire. Les générations actuelles en sont ainsi arrivées à considérer l'alcoolisation comme une pratique toute naturelle, normale, au lieu d'y voir un empoisonnement inconscient. Dans les milieux sociaux les plus divers, on ne s'étonne pas de voir des individus, même cultivés, absorber des doses plus ou moins considérables de boissons spiritueuses. Ce sont même ceux qui s'abstiennent de ces breuvages empoisonnés dont les habitudes passent pour insolites, bizarres, et qui font s'émerveiller la foule moutonnière [1].

« toxiques anormalement produites... aussi, est-ce « dans ce cas qu'il faut respecter avec le plus de « sollicitude la cellule vivante, *principal agent de* « *la résistance* à la maladie. Je redoute beaucoup « l'alcool à ce point de vue.... » L'auteur cite une série de 23 pneumoniques, dont 7 ayant présenté des formes extrêmement graves, qui ont tous guéri sans alcool médicamenteux. En Angleterre et en Amérique, il existe des hôpitaux dans lesquels l'alcool n'est pas employé.

1. Le rôle de l'imitation, de la contagion morale,

Nous n'avons pas assez de mépris ou d'horreur pour les usages stupides ou barbares de certaines peuplades sauvages (tels que les mutilations ethniques, les déformations artificielles, toutes pratiques bien moins dangereuses que l'empoisonnement par l'alcool), alors que nous ne sentons plus l'extrême absurdité de nos propres préjugés. Nos contemporains, qui s'intoxiquent journellement avec l'alcool et les essences réservent leur indignation pour les peuples qui, préférant s'empoisonner autrement, boivent de l'éther, mangent du haschich, fument de l'opium.

Mais, vient-on dire, de tout temps on a bu des boissons alcooliques : pourquoi renoncer à un usage vieux comme le monde? C'est là un argument déplorable et de nulle valeur, au service de toutes les coutumes anciennes et des pires. Les peuplades cannibales peuvent justifier leurs coutumes d'anthropophagie de la même manière. Certes, dans l'antiquité, des nations

est très important dans l'extension qu'a pris l'empoisonnement alcoolique. Il en est d'elle comme de l'intoxication par la morphine. Dans ce dernier cas, la propagation de la contagion est plus facile à suivre que dans l'alcoolisme, mais elle n'en diffère pas. Autour de chaque morphinique, on voit souvent se créer un véritable foyer épidémique. On peut dire sans exagération que le morphinisme, que l'alcoolisme sont des maladies contagieuses, comme d'ailleurs un grand nombre de maladies psychiques (hystérie, etc., etc.).

entières, comme les Scythes et les Thraces, se livraient à l'ivrognerie (Élien) ; certes, les Hébreux étaient grands vignerons devant l'Éternel et brasseurs expérimentés ; ils savaient même fabriquer une boisson spiritueuse, le schekhàr, dont le degré alcoolique ne semble pas avoir été inférieur à celui de nos vins-liqueurs les plus corsés. Mais ce qu'il faut ajouter, c'est que les peuplades scythes et thraces étaient méprisées du monde grec ; que chez les Israélites, il était défendu *sous peine de mort* à l'élite de la nation, les prêtres et les Nazaréens, de boire le schekhâr et même le vin. En somme donc, si l'emploi des boissons alcooliques remonte à la plus haute antiquité, dès les premiers siècles aussi, on en a connu les inconvénients et réprouvé l'abus, voire même l'emploi alimentaire. Ajoutons enfin que l'usage des boissons alcooliques les plus dangereuses, les boissons distillées, est resté inconnu jusqu'aux temps modernes [1].

Il existe un préjugé non moins funeste que celui de l'innocuité ou de l'utilité des boissons alcooliques : c'est ce qu'on pourrait appeler le *préjugé de la modération.* Il n'est pas de médecin qui, soignant des personnes atteintes d'affection du foie, de troubles mentaux, de paralysies, etc., d'origne alcoolique, n'ait eu à subir les protes-

1. Il n'y a guère plus de deux siècles que la vente des eaux-de-vie se fait, en France, publiquement dans les rues, au lieu d'être réservée comme autrefois aux pharmaciens.

tations parfois indignées de ses malades. Tous
les buveurs sont convaincus que, tant qu'ils ne
sont pas ivres à déraisonner, ils n'ont point fait
excès d'alcool : l'ivresse, voilà pour eux le crité-
rium de la modération. Celle-ci n'est plus que
l'art d'espacer suffisamment les doses du poison
pour en éviter les accidents aigus. « Cependant
« l'accumulation quotidienne de petites doses
« d'alcool exerce certainement des effets nui-
« sibles sur l'organisme. L'influence de fortes
« quantités d'alcool est le plus souvent mani-
« feste; l'influence de quantités moindres, pour
« échapper à nos investigations cliniques, n'en
« existe pas moins. On a cité des cas où la simple
« application de compresses imbibées d'eau-de-
« vie, d'eau de mélisse, d'alcool camphré, avait
« produit le phénomène de l'ivresse. » (Racle.)
Et l'on avancerait que 50, 60, 100 grammes
d'alcool frelaté — oh! il est entendu que tout
le monde a la première qualité de vins et de
spiritueux! — journellement absorbés avec des
éthers délétères, du furfurol, d'innombrables
essences nocives, restent durant 24, 36 heures
dans les tissus sans y amener une action qui,
toujours renouvelée, toujours alimentée, ne finit
pas par provoquer une perturbation organique
ou fonctionnelle!... « Au demeurant, où s'ar-
« rête la prétendue modération? où commence
« l'abus? Certaines personnes s'enivrent avec une
« quantité infime d'alcool. » (Van Coillie.)
Il est encore une objection que l'on entend
souvent formuler. Ne voit-on pas, s'écrie-t-on,

des sujets dont les habitudes d'intempérance sont notoires, résister fort bien à cet empoisonnement par l'alcool dont on parle tant? On pourrait répondre qu'il serait nécessaire de suivre ces sujets durant de longues années, de savoir ce que l'avenir leur réserve, à eux et à leur progéniture, avant de se prononcer sur l'innocuité de leurs habitudes. Et quand bien même ces exceptions seraient réelles, que prouveraient-elles? « De ce que la moitié des cholé-« riques échappent au mal, dit le Dr Bouqué, « s'ensuit-il que le choléra soit une maladie « sans importance? »

CHAPITRE II

ACTION DES BOISSONS ALCOOLIQUES SUR L'HOMME ENVISAGÉ COMME MEMBRE D'UNE SOCIÉTÉ

> « Quelle maladie est comparable à l'alcool? » (Edgar Poë.)

Influence de l'alcool sur la mortalité et la morbidité. — Réductions concédées par les compagnies d'assurances anglaises aux abstinents. — Rôle néfaste de l'alcool dans les rapports sociaux. — Alcoolisation générale et obligatoire. — Les boissons alcooliques et la richesse publique. — Influence des boissons alcooliques sur la criminalité, la folie, le suicide. — Effets désastreux de l'alcool sur la progéniture : c'est un puissant facteur de dégénérescence. — L'alcoolisme chez la femme. — Aperçu sommaire de la répartition géographique de l'alcoolisme. — Marche envahissante de l'alcoolisme en France et dans l'Europe centrale.

Influence de l'alcool sur la mortalité et la morbidité. — Une question se pose immédiatement qui intéresse au moins autant le sociologue que le biologiste : quelle est l'influence de la consommation de l'alcool sur la durée moyenne de la vie humaine ?

Le D\<sup\>r\</sup\> Lancereaux déclarait, en 1865, que dans les hôpitaux de Paris, la mortalité déterminée par l'empoisonnement alcoolique était dans la proportion de 1/20. Cette proportion est évidemment plus forte aujourd'hui. En Suisse, une statistique officielle démontre que dans les quinze villes les plus populeuses de ce pays, la proportion des décès *manifestement* dus à l'alcool est de près de 11 p. 100. Ce chiffre est encore au-dessous de la réalité, car on n'a tenu compte que des cas où l'action de l'alcool était tout évidente. Or pour un grand nombre de sujets dont la mort ne parait pas devoir être attribuée à l'alcoolisme, cette intoxication est en réalité intervenue en diminuant la résistance de l'organisme, en préparant le terrain aux diverses affections qui ont amené une terminaison fatale. La tuberculose, par exemple, qui cause presque le quart des décès dans les grandes villes, est fréquente chez les buveurs d'habitude. L'alcoolisé, on l'a dit avec raison, est un vieillard peu résistant; aussi quand survient une épidémie, les buveurs offrent-ils une résistance sensiblement moins grande que les sujets sobres. Le Dr Gibert (du Havre) a constaté que sur dix alcoolisés atteints de choléra, il en meurt neuf; tandis que sur 10 abstinents, il y en a 8 de sauvés. A Glascow, des proportions analogues ont été relevées pour la mortalité des buveurs et celle des abstinents[1]. On sait aujourd'hui la gravité que prennent chez les alcoolisés la pneumonie, la variole (Combemale), la syphilis (Fournier), les blessures, et les opérations chirurgicales, etc.

Le Dr Norman Kerr estime à 40 000 le nombre de décès prématurés dus chaque année à l'ivrognerie en Angleterre seulement. Le chiffre des morts causées indirectement par l'alcool est au moins double.

D'après l'*Annuaire statistique* de Belgique (1891), la mort a enlevé 126 545 personnes, dont 55 102 au-dessous de 20 ans. Restent 71 443 décès au delà de cet âge. De ces 71 443

---

1. Le Dr Thomas a démontré récemment que des lapins alcoolisés succombent à des doses virulentes de cultures cholériques environ 6 fois moins fortes que celles qui sont nécessaires pour tuer des lapins non alcoolisés.

vies perdues, 25 p. 100 sont imputables à l'alcool,
c'est-à-dire 17 861. — « Il faudrait y ajouter, dit
« le Dr Van Coillie, les infortunés enfants que
« l'intempérance ancestrale a couchés dans la
« tombe trop tôt ouverte, et ici, toute base d'ap-
« préciation, malheureusement, fait défaut...
« (voir page 100). Des 55 102 existences brisées
« avant l'âge de 20 ans, serait-il téméraire d'en
« attribuer 5000 à l'alcoolisme héréditaire? J'ar-
« rive ainsi au total d'environ 23 000 existences,
« que le démon de l'alcool fauche chaque année
« dans notre petit pays. »

Le Dr Westergaard (de Copenhague) disait, au
Congrès international d'hygiène de 1891 : « On a
« comparé la mortalité et la durée moyenne de
« la vie chez les individus dont les professions
« mêmes conduisent à l'intempérance — tels les
« cabaretiers, les aubergistes, les maîtres d'hô-
« tel, — avec celles de personnes appartenant
« à des professions réputées comme sobres. Le
« dernier rapport du *Register general of mareia-*
« *ges, deaths of England*, montre que chez les
« aubergistes, la mortalité entre vingt et soixante
« ans est de 50 p. 100 plus grande que la morta-
« lité moyenne de la population. Chez les domes-
« tiques d'hôtels, cette proportion atteint le
« chiffre de 120 p. 100!... »

Voici d'ailleurs une statistique anglaise donnant les chiffres proportionnels de la mortalité
sur mille.

Membres du clergé................ 8,05
Agriculteurs..................... 9,78
Brasseurs....................... 21,09
Cabaretiers..................... 23,57
Domestiques de cafés et d'hôtels.... 34,15

Nous venons de parler de statistiques : il faut évidemment sur ce chapitre de la mortalité avoir recours aux chiffres. Mais il y a statistique et statistique. Il en est qui n'ont aucun but apparent : c'est l'art pour l'art. Il en est d'autres qui ne sont édifiées que pour la défense d'une opinion toute personnelle et, partant, très sujettes à caution. Il en est enfin qui sont la base, l'âme de certaines combinaisons commerciales ou financières. On peut être assuré que celles-ci offrent toute garantie de sincérité, d'intégralité, de solidité. Eh bien, voici ce qu'apprend, avec la brutale éloquence des chiffres, une de ces dernières! (Dr Drysdale, *The comparative Death-rate of total Abstainers and moderate Drinkers.* Londres, 1890.)

Mortalité des assurés sur la vie de la Compagnie le Sceptre, pendant les années 1884 à 1889.

	Nombre des morts calculées.	Nombre des morts effectives.	Pourcentage.
Section des abstinents.	249	143	57,42
Section générale. { tempérants et buveurs.	569	434	76,27

Notons que *le Sceptre* assure surtout des pasteurs et des personnes religieuses et que, par conséquent, la section générale contient presque exclusivement des tempérants.

Mortalité des assurés sur la vie de la Compagnie Temperance and General Provident Institution de 1866 à 1881 :

	Morts calculées.	Morts effectives.	0/0
Section générale	4080	4014	99
Section des abstinents.	2418	1704	70

Donc, 29 p. 100 de cas de mort de moins chez les abstinents. Aussi certaines compagnies d'assurances anglaises et américaines leur font-elles une réduction de 8, de 20 et même de 25 p. 100; et encore sont-ce les sections des assurés abstinents qui alimentent le plus le budget social !

Une société anglaise d'assurances sur la vie (*United Kingdom Temperance and General provident Institution*) comprend deux sections : celle des assurés abstinents; celle des non-abstinents (les buveurs et les fils de buveurs sont exclus de cette dernière): Pour les abstinents, les décès attendus étaient de 5177, les décès constatés ont été de 3633. Pour les non-abstinents : décès attendus, 7663; décès constatés, 7459 (Van Coillie). On le voit, dans la section des abstinents, la mortalité est restée fortement au-dessous des prévisions.

La Compagnie *le Gresham* a établi, après une expérience de vingt années, que la mortalité des abstinents est de 70 p. 100 des décès prévus, celle des non-abstinents de 90 p. 100. D'autres statistiques aboutissent à une conclusion à peu près identique, à savoir que la mortalité des abstinents est de 25 p. 100 moindre que celle des non-abstinents (Van Coillie).

La *morbidité*, la fréquence des maladies, est également plus considérable chez les buveurs que chez les abstinents. Le Dr Moeller a comparé les opérations, durant cinq années consécutives, de deux sociétés anglaises de secours mutuels, l'une n'admettant que des abstinents, l'autre comprenant des non-abstinents à l'exception toutefois des alcoolisés. Les abstinents ne donnaient que 17 jours 12 heures de maladie, les non-abstinents donnaient 65 jours et 15 heures (Van Coillie).

Le Dr Drysdale nous fournit les chiffres suivants :

Temps de maladie (calculés hebdomadairement de 1866 à 1881) chez chacun des assurés des sociétés de secours mutuels ci-dessous.

Sons of Temperance.	M. U. Rural Towns.	M. Experience Rural distrits.	Foresters.
Abstinents.	Non abstinents.	Non abstinents.	Non abstinents.
7,48 sem.	26,20 sem.	24,68 sem.	27,66 sem.

Ces chiffres et les rabais considérables que consentent aux abstinents les compagnies d'assurances que nous venons de citer ne prouvent-ils pas, mieux que toutes les théories des hygiénistes, l'influence nuisible des boissons alcooliques sur la santé et sur la durée de la vie?

Quel est le rôle de l'alcool dans les rapports sociaux? — Dans les rapports sociaux, l'alcool et ses composés ne jouent en général qu'un rôle néfaste, si rarement qu'ils interviennent [1]. Il arrive plus ou moins fréquemment dans l'existence d'un tempérant ou modéré, qu'il doive assister à quelque agape, à quelque dîner officiel ou autre et y faire belle contenance. Qui établira le bilan des actes nuisibles à l'individu, à la famille, aux bonnes relations, voire même délictueux, dont ces excès accidentels ont été l'occasion et la cause? Combien en est-il parmi les gens intelligents et conscients, qui, les fumées de l'alcool dissipées, ne se repentent d'avoir cédé aux sollicitations du verre initial de Madère ou de Sauterne, ce premier verre qui aiguillonne la soif, délie les langues et « fait appel » aux larges et inutiles rasades qui vont suivre?

On a dit que, sans l'alcool, des œuvres originales n'auraient pas vu le jour. A supposer que cela soit établi, il reste encore à prouver que ces œuvres soient d'un ordre élevé; que, de leur absence, l'humanité eût pâti. A ce compte, pour-

---

1. Rappelons la curieuse expérience rapportée par Lombroso. Les abeilles que l'on met au régime du miel alcoolisé prennent rapidement goût à cette alimentation. Bientôt elles perdent d'abord l'instinct du travail, puis celui de la hiérarchie, et enfin elles se mettent à pratiquer le système de la « prise au tas ».

quoi ne pas se féliciter que la névrose se glisse en nos cerveaux chaque jour plus profondément? N'a-t-elle pas inspiré quelques œuvres brillantes? En réalité, l'alcool a plus souvent empêché que favorisé l'éclosion d'œuvres géniales, littéraires ou artistiques. Nous ignorons le nombre des œuvres de haute valeur dont nous serions redevables à l'influence de l'alcool; mais nous savons combien d'hommes de talent celui-ci a fait périr misérablement et prématurément. M. Bunge fait très judicieusement observer que les boissons spiritueuses paralysent, « endorment » le sentiment d'ennui. Ce sentiment d'ennui, ressort précieux de notre vie psychique, stimulant de l'activité physique et de l'activité cérébrale, est en effet annihilé par quelques doses d'alcool : le travail fécond que réclamait l'organisme fait ainsi place chez les buveurs à une inertie stérile ou à une série d'actes malfaisants pour autrui, ou nuisibles pour eux-mêmes. « Rien n'est plus « fatal, déclare M. Bunge, au développement de « l'individu, rien ne détruit et n'ensevelit au « même degré ce qu'il a de meilleur en lui, rien « ne tue avec une égale sûreté le dernier reste « d'énergie, comme l'engourdissement prolongé « de l'ennui par l'alcool. »

Entre les tempérants et les excessifs, il est place pour une nombreuse classe d'individus, généralement de condition moyenne, plutôt aisée, qui, tout en faisant à domicile un usage très modéré de boissons alcooliques, regardent comme une fonction naturelle d'aller, deux ou

trois fois par jour, s'attabler dans un estaminet
où ils absorbent sans soif quelque apéritif ou
quelque digestif. Ce faisant, la plupart d'entre
eux ont au début cédé moins à un besoin qu'à une
mode [1]. Ces mêmes actes, au fond indifférents,
se sont inévitablement perpétués dans une habitude, c'est-à-dire dans un besoin. L'on sait combien il est difficile de lutter contre l'usage, com-

[1]. M. Bunge parle ainsi dans un appel aux ouvriers :
« La cause de notre habitude de prendre des bois-
« sons alcooliques n'est pas du tout la misère mais
« surtout la manie d'imitation de l'homme, véritable
« héritage de nos ancêtres les singes. Le premier
« verre de bière qu'on prend n'a pas meilleur goût
« que le premier cigare. Les hommes boivent parce
« d'autres boivent. Et dès qu'on s'est habitué à
« boire on ne manque naturellement jamais de rai-
« sons pour continuer. On boit quand on se revoit,
« on boit quand on se quitte. On boit quand on a
« faim pour engourdir la faim, et quand on est
« rassasié pour se donner de l'appétit. On boit quand
« il fait froid pour se réchauffer, et quand il fait
« chaud pour se rafraîchir. On boit quand on a
« sommeil, pour se tenir éveillé, et quand on a des
« insommies, pour se faire dormir. On boit parce
« qu'on est triste; on boit parce qu'on est gai. On
« boit à un baptême, on boit à un enterrement;
« on boit, on boit... Pourquoi ne boirait-on pas aussi
« pour oublier les chagrins et la misère? Or de tous
« les motifs qui font boire, c'est ce dernier qui est
« le plus fou. Pour combattre l'effet, on renforce la
« cause. On veut vaincre la pauvreté, et on s'habi-
« tue à des dépenses qui entravent la faculté de
« travailler et de gagner son pain. »

bien il est mal porté de se singulariser et avec
quelle facilité, notre instinct d'imitation aidant,
certaines répugnances sont vaincues par le res-
pect humain, et même se transforment par l'habitude en penchants et en besoins. Or les moments
passés dans un estaminet sont pris au travail
qui fait vivre, à l'élaboration des idées d'intellec-
tualité supérieure, aux sports hygiéniques; ils
sont employés à des conversations oiseuses, à
l'absorption de liquides plus ou moins toxiques
ou indigestes. Le café et la brasserie, objectera-
t-on, sont aujourd'hui une nécessité sociale,
ils sont indispensables aux affaires; le commerçant y noue des relations, il y recueille certains
renseignements qu'il ne saurait se procurer à
son bureau, etc., etc. — Soit. Mais alors, ne
pourrait-il pas trouver les mêmes avantages dans
la fréquentation d'établissements comme il s'en
rencontre en Angleterre, en Suisse, aux États-
Unis, où toute boisson alcoolique est bannie, où
l'on ne consomme que le lait, le café, le thé, les
sirops, les glaces, les eaux fruitées?

L'épidémie d'intoxication alcoolique n'a d'ailleurs pas épargné les classes élevées; c'est un fait
assez connu pour que nous nous dispensions de
toute allusion. Si l'on peut, nous ne disons pas
justifier, mais expliquer les habitudes alcooliques
dans ces milieux sociaux encore peu cultivés, où
l'alcool est regardé comme un excitant pour les
rudes travaux de la mine et de l'usine, une con-
solation dans les jours d'épreuves, un stimulant
cérébral, si l'eau-de-vie, comme l'a dit Taine, est

la « littérature du peuple », que dire de l'alcoolisme des classes dirigeantes?

Cette alcoolisation *générale* et *obligatoire* [1], à laquelle bien peu savent échapper; ces capitaux énormes intéressés à la propagation de l'empoisonnement par les spiritueux; cette proportion considérable de la population occupée à fabriquer, à vendre, à débiter les boissons alcooliques; ces nombreux États, spéculant sur les habitudes funestes des peuples pour rétablir l'équilibre de budgets compromis par les charges croissantes dues à l'entretien d'armées formidables; ce recul de la civilisation..... tout cela sera pour l'histoire un des traits caractéristiques de la fin du xixe siècle, et causera aux générations plus éclairées de l'avenir un étonnement sans pareil!

Les boissons alcooliques et la richesse publique. — « Il se consomme à Amiens, écrivait « en 1862 M. Jules Simon (*l'Ouvrière*), 80 000 petits « verres d'eau-de-vie par jour, on a calculé que « c'était une valeur de 4000 francs, représentant « 3500 kilos de viande ou 12 121 kilos de pain. « A Rouen, le cidre ayant manqué ces dernières « années et le vin étant hors de prix, les ouvriers « ont bu de l'eau-de-vie de grains, dans laquelle « on met des substances pimentées : ils appellent

---

1. Un conducteur de train raconte que dans le cours d'une seule journée on lui a offert à boire trente et une fois (L. Choisy).

« cette boisson *la cruelle*. Il s'est débité à Rouen,
« dans l'espace d'une année, cinq millions de
« litres d'eau-de-vie, outre le cidre, le vin et la
« bière. » Et depuis!... Ces chiffres représentent
les dépenses inutiles — pour ne pas dire plus —
qui grèvent le budget particulier des consommateurs. En voici d'autres qui aideront à comprendre
le gaspillage de richesses dont l'alcoolisme et
son corollaire, le paupérisme, sont l'origine.

Le ministre des Affaires Étrangères des États-
Unis disait il y a quelques années : « De 1860 à
« 1870, l'alcool a coûté à l'Amérique une dépense
« directe de 15 milliards et une dépense indi-
« recte de 3 milliards. Il a envoyé 100 000 enfants
« dans les établissements de charité, 150 000 con-
« damnés dans les prisons, 10 000 aliénés dans
« les asiles; il a causé 1500 assassinats, 2000 sui-
« cides, fait 200 000 veuves et un million d'or-
« phelins. » Le peuple suisse dépense annuellement en alcool 170 millions; une famille de cinq
personnes se soumet ainsi à une dépense inutile
de 319 fr. 50 par an. De 1866 à 1869, les ouvriers
anglais ont dépensé par an en boissons fortes
près de trois milliards [1].

Les dépenses indirectes provoquées annuellement par l'alcoolisme (à l'exclusion du vin, du
cidre, de la bière), en France, sont évaluées par

---

1. La dépense directe n'est autre chose que la
somme versée par les consommateurs; la dépense
indirecte équivaut aux frais supportés par la fortune publique du fait de l'usage et de l'abus des
liqueurs fortes.

M. J. Rochard à près d'un milliard et demi. Cette somme se décompose ainsi :

Journées de travail perdues.....	1 340 147 000
Frais de traitement et de chômage.	70 842 000
Frais occasionnés par les aliénés.	2 652 912
Suicides et morts accidentelles..	1 922 000
Frais de répressions pour les crimes	8 894 500

Par contre, l'influence favorable des habitudes d'abstinence sur le développement de la richesse publique est prouvée par les exemples que nous offrent les États-Unis, l'Angleterre, la Norvège. Dans ce dernier pays, qui a vu la consommation des spiritueux tomber en 50 ans de plus de 8 litres d'alcool pur par tête et par an, à 1 litre 1/2, la fortune moyenne a doublé ; on y compte 30 assistés sur 1000 habitants, alors qu'en Belgique leur nombre est de 140. Mais, dira-t-on, en dépit de ces chiffres, n'est-ce pas un axiome d'économie politique, que toute dépense, toute circulation de richesse est un profit pour la communauté ? M. Cauderlier répond à cette objection dans son livre sur *les Boissons alcooliques en Belgique et leur action sur l'appauvrissement du pays*. Il établit qu'il y a duperie dans l'échange qui se fait entre le public (convaincu par une erreur séculaire des propriétés alimentaires de la bière) et le débitant : l'hectolitre de bière en effet, qui revient à 30 francs au consommateur, équivaut comme pouvoir nutritif à 1 fr. 50 de pain ou de viande.

Influence des boissons alcooliques sur la criminalité, la folie, le suicide, etc. — D'une enquête approfondie faite par M. Marambat, greffier de la prison de Sainte-Pélagie, sur 2950 détenus, il résulte que la proportion des sujets adonnés à l'intempérance était de 72 p. 100. Pour les diverses catégories de condamnés la proportion était la suivante : récidivistes, 78,5 p. 100 de buveurs; condamnés pour coups et blessures, 88,2; pour mendicité et vagabondage, 79,4; pour attentat aux mœurs, 53,6. En Allemagne, les crimes commis sous l'influence de l'abus des boissons alcooliques figurent dans le total pour 60 p. 100. En Angleterre, la proportion est de 42 p. 100. Une autre statistique allemande montre que 46 p. 100 des détenus ont commis leurs crimes ou leurs délits en état d'ivresse. La proportion varie suivant la nature de l'acte incriminé.

Meurtre	63 0/0
Blessures graves	74 0/0
Blessures légères	63 0/0
Rébellion	76 0/0
Outrage aux mœurs	77 0/0

D'après une statistique suisse de date récente, sur 3142 crimes contre les personnes, 968 ont l'alcoolisme pour cause immédiate.

Mais rien ne vaut en ces matières la méthode expérimentale : or des expériences absolument démonstratives ont été faites en Irlande. En 1838, il se produisit un mouvement général en faveur de l'abstinence des boissons alcooliques, à la suite des prédications du P. Mathieu, de l'ordre des Capucins : celui-ci, en cinq ans, reçut le serment d'abstinence de 5 640 000 personnes. Or, six mois après les premières prédications, une des prisons de Dublin fut fermée faute de détenus ; la population d'une autre tomba en deux mois de 3202 à 1604 prisonniers ; 237 débits de boissons durent fermer leurs portes. D'autre part, en Écosse, la loi ordonnant la fermeture des débits le dimanche a fait diminuer de près de moitié le nombre des détenus de la prison d'Édimbourg ; à Glascow, les crimes et les délits commis sous l'influence de l'ivresse ont diminué de 80 p. 100. En Norvège, le nombre des crimes a considérablement baissé en même temps que des restrictions de tout ordre étaient apportées à l'usage de l'alcool : il n'y a pas de pays au monde où les voyageurs soient plus en sûreté.

L'influence de l'alcoolisme sur la criminalité est bien mise en évidence par une statistique de M. Otto Lang qui montre que les jours où la population, à Zurich, se livre habituellement à des libations plus considérables, sont aussi ceux qui voient se produire le plus d'actes délictueux ou criminels. Sur 141 condamnés pour coups et blessures, 60 ont commis leur méfait le dimanche ; 100 ont été condamnés pour actes commis au cours des 157 jours de l'année où la consommation de l'alcool est le plus considérable. Pour les 208 jours qui restent, il n'y a eu que 41 condamnations, dont 25 ont visé un crime accompli la nuit, ou à l'intérieur d'un débit, ou devant une auberge. La proportion des sujets condamnés pour coups et blessures chez lesquels l'alcool est la cause du délit est ainsi de 88,7 p. 100.

L'alcoolisme a également une influence prépondérante sur la fréquence du *suicide*. Les suicides manifestement dus à des excès de boissons sont dans la proportion de 40 p. 100 en Russie, de 30 p. 100 en Angleterre. D'après la statistique de Westergaard, en ville, sur 100 suicides, 44 se produisent chez des buveurs avérés. En 1875, cette proportion était de 36 p. 100 pour le Danemark, et de 26 p. 100, en 1884, pour le Wurtemberg.

La progression du nombre des suicides d'origine alcoolique est, en France, vraiment effrayante. Ainsi dans les départements du Nord, où l'alcoolisme fait des progrès extraordinaires, le nombre de ces suicides a *sextuplé* de 1874 à 1888 (de 137 à 868 par an)[1]. Il faut ajouter que tous les chiffres qu'on peut donner sont très probablement inférieurs à la réalité. « N'est-il pas « permis de penser, dit **M.** Claude, que bien « d'autres causes apparentes des suicides, l'alié- « nation mentale, par exemple, ont pu avoir « pour origine, pour point de départ plus ou « moins lointain, l'abus des spiritueux ? »

Il est probable que la rareté relative du sui-

---

1. En même temps le chiffre des réformes pour infirmités, aux conseils de revision, a sextuplé également ; le chiffre proportionnel des aliénés alcooliques est passé de 9 à 28 0/0 ; le nombre des morts accidentelles s'est accru de 20 0/0.

cide chez les Israélites tient à la sobriété des populations judaïques.

Il faut encore incriminer l'alcool dans bien des cas de *divorce*. Ainsi, en Danemark, 25 p. 100 de ceux-ci sont provoqués par des excès de boisson.

L'accroissement considérable de la *folie* n'a pas de cause plus active que les progrès de l'alcoolisme. Le nombre des aliénés que les boissons spiritueuses amènent dans les asiles a quintuplé depuis vingt ans. En quatre années (1890-1893), le nombre des malades entrés à l'asile Sainte-Anne pour des troubles intellectuels d'origine alcoolique a été de 2796. Dans ce même asile, la proportion des entrées pour alcoolisme a été pour 1891 de 27,49 p. 100 pour les hommes et de 8,62 p. 100 pour les femmes. En 1892 les proportions étaient pour les hommes de 30,31 p. 100, et pour les femmes de 8,23 p. 100 (Magnan).

D'après M. le Dr Paul Garnier, la moyenne annuelle (sur trois années) des cas de folie alcoolique recueillis à l'infirmerie spéciale du Dépôt de la Préfecture de Police s'élevait, il y a vingt ans, à 367 (sexes réunis). Quinze ans plus tard, cette moyenne était de 729 [1], c'est-à-dire que dans cet intervalle elle avait *doublé*. Le Dr P. Garnier fait en outre cette remarque, que le nombre des cas de folie alcoolique s'est encore accru plus vite dans le sexe féminin que dans le masculin.

Comme le fait observer M. Claude, il est fort

1. Soit *un tiers* de l'ensemble des cas d'aliénation.

difficile d'établir une statistique exacte et surtout complète de l'aliénation mentale d'origine alcoolique, car dans ces circonstances, le malade est souvent gardé chez lui par ses parents [1].

Tantôt l'alcool produit des accès de folie aiguë : le malade, en proie à des hallucinations terrifiantes, cherche à se suicider ou à tuer ceux qui l'entourent; parfois même, il meurt rapidement, emporté par le *delirium tremens*. Tantôt, dans les cas d'intoxication lente, on observe l'alcoolisme chronique, caractérisé par l'affaiblissement progressif de toutes les facultés, la perte du sens moral, l'abrutissement, et le gâtisme terminal. La mort par paralysie générale s'observe encore chez ces sujets.

Quels sont les effets de l'alcool sur la progéniture? — L'expérimentation et l'observation vont nous renseigner sur ce point. Le Dr Féré a étudié l'action des vapeurs d'éther et d'alcool sur les embryons contenus dans des œufs de poule couvés artificiellement. Voici en quels termes il expose le résultat de ses recherches :

« L'éthérisation produit un retard de dévelop-
« pement de l'embryon : de plus, les anomalies
« sont plus fréquentes dans les œufs éthérisés
« que dans les œufs témoins (c'est-à-dire non

1. En 1875, d'après le docteur J.-L.-A. Koch, il y avait dans le Würtemberg 48 cas de folie alcoolique sur 100 cas d'aliénation mentale.

« soumis aux vapeurs). Après l'action des vapeurs
« d'alcool, les résultats ont été à peu près les
« mêmes : retard de l'évolution de l'embryon,
« anomalies plus fréquentes que chez les témoins.
« Ces constatations concordent, du reste, parfai-
« tement avec ce qu'on observe chez les ani-
« maux supérieurs et même chez l'homme dans
« l'alcoolisme. Elles prouvent que les avorte-
« ments et les stigmates, si fréquents dans cette
« intoxication, tiennent non seulement à l'in-
« fluence nocive et prolongée de l'alcool sur les
« générateurs, mais aussi à l'action directe de
« la substance toxique sur l'embryon. »

Voici encore des expériences très démonstratives dues à MM. Mairet et Combemale. Une
chienne vigoureuse, intelligente, soumise pendant les trois dernières semaines de la gestation
à une intoxication aiguë par l'absinthe de débit,
donne naissance à six petits dont trois mort-nés;
deux des trois qui restent sont bien développés
physiquement, mais peu intelligents; le dernier
— une chienne — a une croissance difficile, des
défectuosités intellectuelles et un obtusion considérable de l'odorat. Cette chienne est accouplée
à un chien vigoureux et intelligent, sans avoir
été elle-même soumise à une intoxication alcoolique. Elle met bas trois chiens dont l'un offre
des vices de conformation nombreux (pied bot,
gueule-de-loup, etc.), dont un autre meurt rapidement et chez lequel on constate une malfor-
mation du cœur; le troisième est atteint du
carreau et d'atrophie du train postérieur.

Mais le spectacle de ce qui se passe quotidien-
nement autour de nous est autrement suggestif,
autrement émouvant que ces expériences *in
animâ vili*. Le professeur Demme, médecin de
l'hôpital des enfants de Berne, a étudié la descendance de dix familles, dont le père et une
partie des ancêtres étaient ou avaient été des
buveurs, et l'a comparée à celle de dix autres
familles dont l'ascendance avait été, sinon absti-
nente, du moins sobre. Les familles d'ivrognes
ne présentaient pas plus de tares héréditaires
(aliénation mentale ou maladies nerveuses) que
les familles des tempérants. Le tableau ci-dessous
résume les résultats de l'enquête :

	Enfants de familles sobres.	Enfants de familles d'alcoolisés (père, mère ou ascendants buveurs).
Morts en bas âge..	5	12
Sourds-muets.....	»	2
Arriérés..........	2	8 (idiots).
Chorée	2	
Épileptiques......	»	13
Difformes........	2	3
Nains.............	»	5
Ivrognes avec cho-rée ou épilepsie.	»	5
Sains............	50	9
	61	57

Comme on le voit, sur les 57 enfants de
buveurs 9 seulement ont vécu et se sont développés normalement !

Une autre statistique nous montre que, sur 300 idiots, 145 ont eu pour parents des buveurs d'habitude. Le Dr Legrain a dressé la statistique de 215 familles d'alcooliques suivies pendant deux, trois et même quatre générations. Sur 819 descendants de ces familles, il a trouvé :

37 naissances avant terme.	ensemble :	6 0/0
16 morts-nés..............		
121 mortalités précoces (beaucoup par convulsions).....................		15 0/0
38 cas de débilité physique...........		
55 cas de tuberculose................		
145 cas d'aliénation mentale...........		18 0/0
412		50 0/0

L'autre moitié comprenait un grand nombre de déséquilibrés, d'arriérés, d'épileptiques et d'hystériques.

Enfin tous les médecins ont observé des cas dans lesquels des parents ayant d'abord donné naissance à plusieurs enfants bien portants et bien conformés, n'en ont plus vu naître que de chétifs ou d'idiots à partir du jour où l'un des conjoints s'est adonné à la boisson. « L'ivrogne, disait déjà Plutarque, n'engendre rien qui vaille. » Traitant de la descendance des ivrognes, Cruveilhier dit : « A la première génération appa- « raissent l'immoralité, la dépravation, les excès « alcooliques et l'abrutissement moral; à la « seconde, l'ivrognerie héréditaire, les accès « maniaques, la paralysie générale; à la troi- « sième les tendances hypocondriaques, la lypé-

« manie, et les tendances homicides ; à la qua-
« trième enfin, l'intelligence est peu développée,
« et l'enfant, stupide ou idiot et dégradé, n'arrive
« pas à l'état adulte et *la race s'éteint.* » Darwin
exprime une opinion identique.

Les géographes, d'autre part, ont noté que de
nombreuses peuplades sauvages d'Afrique sont
en train de disparaître empoisonnées par les
spiritueux des trafiquants européens. Ce sont là
de véritables expériences qui montrent d'une
façon saisissante avec quelle rapidité un peuple
entier est tué par l'alcool. Les statisticiens nous
apprennent que dans certains de nos départements, l'Orne, par exemple, les cantons où l'on
boit le plus d'eau-de-vie sont aussi ceux où la
taille est le plus abaissée ; à tel point même, que,
dans certains, le recrutement des jeunes conscrits
a été presque impossible [1].

Aristote, il y a vingt-trois siècles, remarquait
que les enfants des buveurs deviennent souvent
des ivrognes. Ce fait est éloquemment traduit par
les chiffres que nous fournit le Dr Legrain : sur
119 cas d'alcoolisme il a rencontré 63 fois l'hérédité similaire. « Le buveur, dit Lancereaux,
« n'engage pas seulement sa personne, mais
« encore, ce qui est beaucoup plus grave au
« point de vue social, sa descendance. La ten-

---

1. Dans certains cantons les jeunes gens commen-
cent l'usage des liqueurs fortes *dès qu'ils ont fait
leur première communion,* c'est-à-dire vers treize
ans (Lancereaux).

« dance à l'abus des boissons est des plus fré-
« quentes chez les descendants d'alcooliques à la
« condition que ceux-ci se soient adonnés assez
« tôt à l'usage des spiritueux. C'est d'ordinaire
« entre quinze et vingt-cinq ans que cette ten-
« dance se manifeste chez les garçons et parfois
« chez les filles. Un jour, par hasard, le malheu-
« reux prédestiné entre chez un marchand de
« vins, d'une façon pour ainsi dire inconsciente ;
« il boit un verre de liqueur sans penser à mal,
« il en trouve le goût agréable, il recommence
« et, peu à peu, l'habitude est prise, le besoin
« est créé et l'intoxication est proche. Notre
« jeune homme est-il coupable ? Non, c'est l'as-
« cendant lui seul, à mon avis, qui a transmis à
« son fils, par le système nerveux, une impul-
« sion instinctive vers les boissons alcooliques. »
Et plus loin : « Cette question de l'hérédité alcoo-
« lique est de l'importance la plus haute ; elle
« exige toute l'attention des législateurs qui,
« en la négligeant, encourraient une responsa-
« bilité énorme. Pour nous, le devoir est tracé.
« Il faut que par des mesures de préservation
« bien entendues, nous nous efforcions de com-
« battre les prédispositions héréditaires que les
« enfants apportent en germe à leur naissance.
« Chez eux, nous défendrons absolument l'usage
« du vin et des liqueurs, et nous exigerons l'em-
« ploi du lait comme boisson. Il faudra surveiller
« surtout le moment de la puberté. »

On doit donc conclure : l'alcool est un des plus
puissants facteurs de la dégénérescence ; il

entrave le développement physique, intellectuel et moral de l'enfant et de l'adolescent ; il détermine ou provoque diverses maladies nerveuses ; en conséquence, il importe de l'interdire aux parents avant la conception [1], à la mère durant la gestation, et aux enfants pendant la période de développement, c'est-à-dire jusqu'à dix-huit et vingt ans.

Puisque nous parlons de maternité, il convient d'ouvrir ici une parenthèse et d'apporter quelques documents au sujet de *l'alcoolisme chez la femme*. L'intoxication par les boissons alcooliques augmente chaque année de fréquence dans le sexe féminin. Il y a une trentaine d'années déjà, on estimait, à Lille, la proportion des personnes adonnées à l'ivrognerie à 25 p. 100 parmi les hommes et à 12 p. 100 parmi les femmes. A Rouen les femmes allant aux provisions achètent chez le détaillant de légumes — qui a placé dans un coin de sa boutique un baril d'eau-de-vie de grains — pour quelques sous de cette détestable boisson : « peu à peu, elles en deviennent avides, plus avides que les hommes, car elles sont extrêmes en tout » (J. Simon). Dans certains cantons c'est par centaines qu'on pourrait citer les buveuses qui absorbent chaque jour 200 à 300 grammes d'eau-de-vie. « La femme, dit

---

1. Les enfants conçus pendant l'ivresse du père ou de la mère sont souvent des idiots, des dégénérés. La loi, à Carthage, défendait toute autre boisson que l'eau les jours de cohabitation maritale.

« Lancereaux, a un goût particulier pour ce
« genre de boisson (l'absinthe), et, si elle s'in-
« toxique rarement avec le vin et avec l'eau-de-
« vie, elle est au contraire fréquemment atteinte
« par les apéritifs. Sans la crainte d'être accusé
« d'exagération, nous dirions affirmativement
« que ce genre d'intoxication est depuis quel-
« ques années aussi fréquent chez elle que chez
« l'homme. » Les femmes, toutefois, semblent
s'intoxiquer de préférence au moment de l'âge
critique, alors que beaucoup d'entre elles revê-
tent bien d'autres attributs de la masculinité.
Chez elles, le vulnéraire, le rhum, le marc, les
liqueurs, le vin blanc, les vins liquoreux, sont,
avec l'absinthe, les agents les plus habituels de
l'alcoolisation. Il suffit de parcourir les rues
populeuses des faubourgs parisiens pour voir,
aux terrasses des « distillations » ou au comptoir des « bars », le repoussant tableau de femmes sablant l'absinthe à quinze centimes le verre
(un vingtième de litre comme l'annonce une affiche
alléchante), ou les marcs et rhums supérieurs (!)
à dix centimes.

L'alcoolisme chez la femme entraine des conséquences sociales particulièrement graves. Les
habitudes de boisson sont en effet pour elle
une cause de stérilité; elles favorisent les inter-
ruptions de la grossesse, peuvent entraver le
développement du fœtus (expériences de Féré),
compromettre la nutrition de l'enfant à la ma-
melle en viciant la qualité du lait, et parfois même
déterminer ainsi chez les nourrissons des convul-

sions mortelles. « Dans les ménages alcooliques,
« les enfants en bas âge succombent très fré-
« quemment au défaut de soin et de surveillance.
« D'après le D' Ogle, il meurt à Londres, chaque
« année, 2 000 enfants étouffés dans leur lit acci-
« dentellement ou autrement (ce genre de mort
« est enregistré en Angleterre). Il meurt trois
« fois plus d'enfants de cette manière pendant
« la nuit du samedi que dans toutes les autres
« nuits de la semaine. De même, parmi les en-
« fants qui meurent de convulsions ou de cause
« inconnue nécessitant une enquête du *coroner*,
« la proportion pour la nuit du samedi est deux
« à trois fois celle de toute autre nuit. Or, le
« samedi est le jour où les habitudes d'alcoo-
« lisme sont le plus répandues. Des observations
« analogues ont été faites en Écosse, en Irlande,
« en Russie, en Allemagne, etc. » (D' Rouvier.)

On pourrait encore écrire un chapitre sur *l'alcoolisme chez l'enfant* : on oublie trop, dans toutes les classes de la société que, s'il est un organisme qui doive rester vierge d'alcool, c'est celui de l'enfant.

Aperçu sommaire de la répartition géographique de l'alcoolisme. — Il n'est pas de point du globe où les hommes n'aient cherché à s'évader des misères de la réalité par l'emploi de poisons narcotiques, quittes à acheter les heures brèves d'oubli au prix de malheurs à jamais irréparables. Ici, ils s'adressent à l'opium ; là, au haschisch ; mais, parmi les substances qui font si chèrement payer leurs attrayants mensonges, aucune n'est plus universellement répandue que l'alcool, sous la forme de boissons fermentées et distillées.

Dans l'esquisse que nous voulons faire de la répartition géographique de l'empoisonnement par l'alcool, nous ne parlerons que des contrées où il existe une statistique spéciale. Il ne faut pas oublier d'ailleurs, que, même pour ces derniers pays, les évaluations officielles laissent forcément de côté tous les spiritueux fabriqués et consommés clandestinement.

En *Danemark*, il se consomme 67 litres de spiritueux par an et par habitant au-dessus de vingt ans. Dans l'année 1885, on y buvait 8 lit. 85 d'alcool absolu par habitant.

En *Belgique*, le pays des cabarets, on a bu, en 1891, 77 948 380 litres de *boissons fortes*, c'est-à-dire d'eaux-de-vie diverses (à 50°). Pour une population de 6 millions d'habitants, ce chiffre représente une moyenne de 6 lit. 5 d'alcool pur par individu, soit — les femmes et les enfants défalqués — une moyenne de 46 litres d'eau-de-vie à 50° par an et par tête. De plus, la consommation annuelle de bière par tête d'habitant s'est élevée en 1881 à 262 litres. A Bruxelles et dans ses faubourgs, il s'est bu, en cette même année, 500 millions de chopes. Où doit-on en être aujourd'hui?

Notons que certaines bières belges, comme le faro et le lamblick, titrent jusqu'à 8 et 10 p. 100 d'alcool.

En *Allemagne*, on consomme chaque année

2 500 000 hectolitres d'alcool pur. « L'empire
« allemand boit en trois ans, dit J. Denis, rien
« qu'en bière, les 5 milliards de l'indemnité de la
« guerre franco-allemande, et en outre, chaque
« année, plus d'eau-de-vie que la Russie. »
L'empire d'Allemagne absorbe annuellement en
moyenne, d'après J. Kleemeyer et J. Nebel :

```
 1 998 000 hectolitres de vin à 120 marks = 239 760 000
38 829 000 hectolit. de bière à   25    —  = 970 725 000
 7 156 000 hect. d'eaux-de-vie à  70    —  = 500 920 000
                                             ___________
47 983 000 hect. de boissons alcool. coût. 1 711 405 000
```

soit 2 130 000 000 de francs environ, soit 47 francs
par tête d'habitant, soit 10 à 12 p. 100 du revenu
annuel national. Ces chiffres datent de 1889;
actuellement la consommation individuelle de
l'alcool (à 100°) est de 4 lit. 40 pour tout l'empire
allemand [1].

La *Suisse* en 1890 a consommé :

```
Vin de raisin indigène.   1 382 000 hect. =  64 000 000
Vin de fruits (cidre, etc)
   indigène...........    1 050 000 hect. =  12 500 000
Vin importé.................... )
                                } =  36 000 000
Raisin sec pour vin de macération. )
Bière ...............    1 100 000 hect. =  44 000 000
Eaux-de-vie .........      185 089 hect. =  18 500 000
                                            __________
              Total.........   175 000 000
```

D'après la régie fédérale, la consommation
individuelle de l'alcool pur (100°) a été de

1. En Prusse, elle dépasse 10 litres.

2 lit. 7 en 1893, alors que pour les trois dernières années, elle était de 4 lit. 17. C'est dans le canton de Neuchâtel qu'on s'alcoolise le plus (11 lit. 4 par tête); et, le moins, dans celui d'Appenzell Rh. Int. (0 lit. 13).

En *Suède*, il se boit aujourd'hui de 3 à 4 litres d'alcool pur par habitant, ainsi que le montre le tableau ci-dessous.

$$\text{Consommation annuelle et individuelle.} \left\{ \begin{array}{ll} \text{En 1829} \ldots\ldots & \text{23 lit.} \\ \text{De 1871 à 1875.} & \text{5 lit. 4} \\ \text{De 1876 à 1880.} & \text{5 lit.} \\ \text{De 1881 à 1885.} & \text{4 lit.} \\ \text{De 1886 à 1890.} & \text{3 lit. 4} \end{array} \right\} \text{(à 100°).}$$

Le mouvement créé en 1830 par les sociétés d'abstinence fit à lui seul tomber la consommation en moins de vingt ans de 23 litres à 11 litres.

En *Norvége* où, dans le premier quart de ce siècle, on buvait 14 litres d'alcool à 100° par habitant, on n'en boit plus que 1 lit. 1/2 de nos jours.

La *Finlande*, qui de 1881 à 1886 consommait 2 lit. 5 d'alcool à 100° par tête d'habitant, n'en a bu que 1 lit. 3 de 1887 à 1888.

En 1879-1880, l'*Angleterre* absorbait 2 lit. 95 d'alcool à 100° par tête; l'*Écosse*, 7 lit. 95; l'*Irlande*, 4 lit. 54. La moyenne, pour ces trois pays considérés en bloc, est de 2 lit. 1/2 environ depuis 1885.

En *Hollande*, il se buvait, avant 1881, 5 litres d'eau-de-vie par tête et par an. Depuis 1881 (loi sur les cabarets) la consommation n'est descendue qu'à 4 lit. 35.

En *Russie*, cette moyenne ne dépassait pas

3 lit. 32 il y a dix ans. C'est là certainement un minimum.

En *Autriche-Hongrie*, la consommation de l'alcool est en progression : elle a passé de 3 lit. 50 en 1885 à 4 lit. 03 en 1893.

Aux *États-Unis*, le Bureau de statistique officielle constate une dépense annuelle de 4 milliards et 1/2 en liqueurs fortes. Quant à la quantité individuelle elle est montée de 2 lit. 50 à 3 lit. 50 d'alcool à 100°.

Le *Canada* buvait 2 litres environ d'alcool pur par tête en 1885. Ce chiffre doit être aujourd'hui plus élevé.

Il est à peu près impossible de délimiter l'empire de l'alcool. S'il se restreint dans certaines directions, il s'étend d'une façon inquiétante dans d'autres. Si la consommation de l'alcool par tête et par an n'est en Espagne, en Portugal et en Italie, que d'environ 1 litre, l'*Inde anglaise* se livre à l'ivrognerie, comme du reste la plupart des colonies européennes. « En *Syrie*, dit le prof.
« Rouvier (de Beyrouth), où l'on boit fort peu
« de vin, la quantité d'eau-de-vie absorbée
« (arack) est de beaucoup supérieure à tout ce
« que l'on pourrait imaginer. Le nombre de
« ceux qui en boivent chaque jour 250 grammes
« est illimité. J'en ai connu qui dépassaient 3 et
« 4 litres par 24 heures! »

Quant à la *France*, elle nous offre le désolant spectacle d'une nation qui se rue littéralement vers la décadence par l'alcool. Les preuves de cette assertion ne sont que trop abondantes. Si

l'on met hors de compte le vin, la bière et le
cidre, on constate la progression suivante dans
l'usage des spiritueux en France :

Années.	Consommation de l'alcool absolu par tête et par an.
1850	1 lit. 50
1860	2 lit. 27
1871	2 lit. 81
1881	3 lit. 91
1885	3 lit. 85
1892	4 lit. 56
1893	4 lit. 32

La France, qui en 1885 — il y a seulement neuf
années ! — occupait le septième rang dans le
classement des nations d'après la consommation
individuelle, a pris aujourd'hui place au cinquième. Elle n'a plus comme chefs de file que la
Belgique, le Danemark, l'Allemagne et la Hollande. Elle a dépassé beaucoup de ses puissantes
voisines : l'Angleterre, l'Autriche, la Russie, la
Suède, la Norvège, etc. Le centre de l'alcoolisme
s'est déplacé : il n'est plus dans la zone septen-
trionale de l'Europe, mais dans les régions centrale et occidentale [1].

1. Il faut remarquer que parallèlement à l'augmentation de la quantité des eaux-de-vie, la qualité
a subi en France, depuis un demi-siècle, une déchéance progressive. L'eau-de-vie de vin a presque
disparu ; elle a cédé sa place aux eaux-de-vie industrielles de féculents (grains, pommes de terre), de
betteraves et de mélasses. On ne produisait de

Le titre moyen des eaux-de-vie vendues dans les débits au petit verre étant de 30°, il en résulte que la consommation, sans distinction d'âge, ni de sexe, a été de 12 litres 96 par tête en 1892. Mais si l'on défalque les femmes, les enfants, les adultes qui ne font pas de l'alcool un usage habituel, si l'on admet, avec Claude (des Vosges), qu'un huitième de la population constitue « le véritable consommateur », on trouve que la consommation moyenne par personne est de 97 lit. 28. Encore ce dernier chiffre est-il sensiblement au-dessous de la vérité : il se rapporte à l'alcool soumis aux droits, non à la quantité très considérable introduite en fraude.

Les quantités précédentes s'appliquent à l'ensemble du pays. Or on peut distinguer, répartis assez diversement sur le territoire, des foyers d'alcoolisation (grandes villes et départements du Nord et de l'Ouest) et des régions de tempérance.

Voici d'ailleurs quelques chiffres, pour l'année 1893 :

La consommation individuelle moyenne d'alcool absolu par département va de 13 lit. 58

1840 à 1850 que 76 500 hectolitres de ces derniers alcools contre 815 000 hectolitres d'eau-de-vie de vin et de fruits. En 1876, on distillait encore *546 000 hectolitres de cognac* sur une production totale de 1 million 1/2 d'hectolitres d'alcools divers. En 1885 (et alors la consommation était les 4/5 seulement de ce qu'elle est aujourd'hui), on ne distillait plus que 23 240 hectolitres d'eau-de-vie contre 1 760 742 hectolitres d'alcool d'industrie.

dans la Seine-Inférieure à 0 lit. 81 dans la Haute-Savoie. Si l'on compare entre elles les villes et non plus les départements, on constate que Paris est au 18e rang avec 7 litres d'alcool, alors que Cherbourg se tient en tête avec 18 lit. 3 par habitant, suivi du Havre, de Caen et de Rouen qui se contentent de 15 litres. Béziers en boit à peine 1 lit. 1/2.

Les foyers d'alcoolisation par les eaux-de vie se trouvent dans la Normandie, la Bretagne, la Picardie, l'Artois, l'Ile-de-France, la Flandre, la région vosgienne, les agglomérations urbaines de Marseille, Toulon, Besançon, Reims, Tours, où la consommation dépasse 6 lit. 5 par tête. C'est en somme la région Nord-Ouest qui paie le plus lourd tribut à l'intoxication par l'eau-de-vie.

Au point de vue de la consommation moyenne du vin, Paris vient au 13e rang avec 194 litres par tête et par an. Nice en boit 243 litres, Roubaix seulement 19 [1].

Pour la bière, Paris est au 20e rang avec 12 litres par an. La consommation est de 376 litres à Lille (elle était de 568 litres à Munich il y a quelques années).

En 1885, Rennes buvait 584 litres de cidre par habitant; Paris, 14.

1. En 1894, le département de la Seine occupait le premier rang au point de vue dé la consommation annuelle du vin ; celle-ci s'élevait à 285 litres. Les Côtes-du-Nord venaient en dernière ligne avec 6 litres.

CHAPITRE III

HYGIÈNE DE LA BOISSON

L'eau : boisson par excellence, pour l'homme comme pour tous les êtres vivants. — Les boissons véritablement hygiéniques : breuvages aromatiques. — *a*) Boissons caféiques, contenant toutes, en proportion variable, de la caféine : café, thé, maté, cacao. Leurs avantages : ce sont des stimulants non toxiques de toutes les fonctions de l'organisme (fonctions cérébrales, motrices, circulatoires, etc.). — *b*) Boissons acidules (limonades); leur mode de préparation. — *c*) Boissons aromatiques sucrées (sirops de fruits). — L'abstinence des boissons alcooliques et les préjugés. — Proscription formelle des boissons distillées (eaux-de-vie, liqueurs, apéritifs). — Indications de l'abstinence.

Quelle est la boisson naturelle de l'homme et comment devons-nous entendre l'hygiène de la boisson? — Le caractère de toute boisson naturelle c'est de répondre exclusivement à cette indication : la satisfaction de la soif, sensation qui résulte d'une sorte d'appel fait par le sang devenu trop pauvre en eau.

L'eau constitue plus des deux tiers de notre organisme (un individu de 75 k. porte en lui plus de 50 k. d'eau); elle est la condition indispensable de la vie. Or nous éliminons sans cesse de l'eau par les reins, les poumons, les glandes sudorales de la peau. La boisson doit donc restituer au sang de *l'eau, exclusivement de l'eau*, et non des produits chimiques sans analogues dans l'organisme, plus ou moins toxiques, tels que : alcools, essences, éthers, bouquets. Le moindre défaut de ces breuvages artificiels est d'ailleurs de ne pas désaltérer.

La boisson idéale de l'homme est en définitive celle des autres espèces du règne animal, c'est l'eau, telle que nous la fournissent les sources (non médicamenteuses), les rivières (non souillées par les égouts) et la pluie. Prise glacée en petite quantité, elle favorise certaines phases de la digestion; froide elle est utilement employée dans les affections fébriles pour abaisser la température, et constitue la plus agréable des boissons. Pour Bouchardat, c'est le meilleur et le plus puissant des diurétiques (agents augmentant la sécrétion urinaire). Ajoutons qu'elle peut aussi être considérée comme un aliment (Gautier), puisqu'elle renferme une partie des sels (carbonates, sulfates, etc., 0.50 par litre) nécessaires à la constitution du squelette.

L'eau, pour être potable, doit être fraîche, sans odeur, agréable au goût, aérée, légère à l'estomac, imputrescible, apte aux principaux usages domestiques. (Gautier.) L'eau est-elle de qualité suspecte? Ce n'est pas en l'additionnant de rhum, d'eau-de-vie, d'absinthe (selon la coutume algérienne) qu'on la rendra inoffensive, mais bien en la purifiant, en la stérilisant par l'ébullition ou par la filtration (filtre Chamberland), en la consommant sous forme d'infusions de thé, de café, etc. En cas d'épidémie on emploiera les moyens ci-dessus ou l'on se servira d'eaux faiblement minéralisées, indifférentes, telles que les eaux de Saint-Galmier, Condillac, Chabotout, Morny-Châteauneuf, etc. On peut à la rigueur classer encore parmi les boissons : le *lait*, qui est non seulement une boisson, mais encore un « aliment complet » [1]; le *bouillon*, dont la valeur nutritive est faible, mais qui est un bon stimulant et excite l'appétit par son arome. En Angleterre les ouvriers des fonderies et des voies ferrées disent beaucoup de bien d'un *bouillon de gruau* et surtout d'un bouillon léger fait avec de la *farine d'avoine* bien cuite dans de l'eau; on y ajoute du sel, des épices ou du jus de citron.

Boissons aromatiques véritablement hygiéniques. — On nous saura gré, sans doute, d'exposer avec quelques détails cette importante question qui ne peut être passée sous silence lorsqu'on traite de la lutte contre l'alcoolisme : parmi les boissons aromatiques, il en est même, comme les boissons caféiques, qui peuvent, au point de vue social, être considérées comme l'antidote des breuvages alcooliques. L'eau, nous ne craignons pas de le répéter, peut suffire à tous les besoins de l'organisme; mais il n'est pas interdit à l'homme de varier ses boissons comme il varie

---

1. C'est-à-dire renfermant toutes les substances qui entrent dans la composition de nos tissus.

ses aliments solides, de chercher à se procurer des sensations gustatives et olfactives agréables, et de stimuler d'une façon efficace et non dangereuse, ses forces épuisées. Tels sont les désidérata divers auxquels satisfont les liquides variés que l'on peut grouper sous le nom de *boissons aromatiques*. Ces breuvages, infusions végétales ou dilutions de jus de fruits, contiennent les uns une faible quantité de principes aromatiques indifférents [1], qui les rendent plus sapides; les autres une dose minime de caféine, à laquelle ils empruntent leur action stimulante. Ils rentrent donc dans la catégorie des boissons naturelles vraiment hygiéniques. Nous allons maintenant les envisager isolément, en décrire les propriétés et en préciser les avantages. On peut distinguer plusieurs classes de boissons aromatiques :

a — Les *boissons caféiques*, qui renferment en proportions variables de la *caféine* (*café*, *thé*, *maté*, *cacao*, *kola*).

b — Les *boissons acidules* à base d'acide citrique, acétique, carbonique, etc., (limonades, orangeades).

c — Les *boissons sucrées* (sirops de fruits, etc.).

On pourrait y ajouter les *boissons aromatiques simples*, constituées par des infusions d'espèces odorantes (menthe, fleur d'oranger). Il nous suffit de les indiquer sommairement.

1. Principes n'exerçant aucune influence appréciable sur l'économie.

Les boissons caféiques sont caractérisées par la présence, entre autres principes (cellulose, tanin, potasse, dextrine, huiles essentielles), d'une quantité variable de caféine [1]. Cette substance n'est pas un aliment proprement dit : elle est d'abord en quantité trop minime dans les plantes qui la renferment pour pouvoir jouer un rôle à ce point de vue ; de plus elle traverse l'organisme sans se modifier et on la retrouve dans les excrétions. Elle n'est pas non plus, comme on l'a répété, un *aliment d'épargne*; ce serait bien plutôt un *agent d'usure* : « elle détermine une « excitation générale qui permet à l'individu « d'attaquer ses réserves; loin de les *épargner* « elle en hâte la destruction par l'excitation du « système nerveux et fait trouver à l'homme dans « ses dernières ressources la matière d'un suprême « effort » (Dr Manquat). Elle est en réalité le type du véritable excitant du système nerveux : « elle facilite grandement, dit le Dr Parisot, « le travail musculaire et permet de le continuer « longtemps sans fatigue : elle peut suppléer pour « un certain temps à l'alimentation en maintenant intacte la vigueur musculaire. En empê-« chant l'essoufflement et les palpitations consé-

1. Le café non torréfié contient 0,2 p. 100 de caféine; le thé 1,8 à 2 p. 100; le maté 1 à 3 p. 100; le cacao 0,5 à 1 p. 100; la kola 2 à 4 p. 100; la guarana 5 p. 100 (mais un peu mélangée d'impuretés). 16 grammes de café torréfié, qui constituent la ration ordinaire pour une tasse d'infusion, contiennent 10 à 20 centigrammes de caféine.

« cutifs à un travail violent, elle met un homme
« non entraîné dans les conditions d'un homme
« entraîné, elle lui communique pour ainsi dire
« l'entraînement qui lui manquait,... elle fait
« disparaître la sensation pénible de la faim et
« de la fatigue [1]. » Il ressort de ces faits que les
boissons caféiques ne sauraient être d'un usage
exclusif, puisque l'énergie qu'elles procurent ne
s'exerce qu'aux dépens de la substance même de
notre corps, et d'autre part que les infusions
de substances végétales contenant de la caféine
doivent être légères sous peine d'épuisement nerveux.

Les avantages de l'infusion lu *café* sont multiples et dus non seulement à la caféine, mais
encore à la présence d'autres substances stimulantes. On connaît son action excitante sur la
circulation, la digestion, la sécrétion urinaire,
sur les fonctions motrices et psychiques. « Ce
« n'est pas sans raison, dit Cabanis, que quelques
« écrivains ont appelé le café une *boisson intel-
« lectuelle* [2]. Les sensations sont à la fois plus
« vives et plus distinctes, les idées plus actives

1. On peut rapprocher de la caféine, la *coca* du
Pérou, spécimen le plus connu d'aliments dits
d'épargne musculaire : elle exalte l'énergie des muscles, elle augmente aussi l'endurance à la soif et à
la faim en faisant disparaître ces sensations (action
anesthésique).

2. Le café, qui n'est connu en France que depuis
deux siècles, était la boisson favorite de Voltaire,
Rousseau, Fontenelle, Frédéric II, Balzac.

« et plus nettes, et non seulement le café n'a pas
« les inconvénients des narcotiques, des esprits
« ardents, ni même du vin, il est au contraire le
« moyen le plus efficace de combattre leurs
« effets pernicieux. »

M. Jules Rochard insiste sur ses avantages
hygiéniques : « Le café prévient la fatigue intel-
« lectuelle. Il produit une sensation très agréable
« de bien-être, d'alacrité corporelle, « défatigue »
« en un mot... Aux colonies, c'est la première
« boisson qu'on prenne en s'éveillant; elle récon-
« forte et rend agile; elle aide à supporter les
« fatigues de la journée. Aucune boisson n'est
« plus efficace que le café noir pour calmer la
« soif et modérer les sueurs profuses des régions
« intertropicales. »

Son action sur les fonctions motrices n'est pas
moins efficace. De récentes expériences entre-
prises en Bavière sur les troupes en manœuvre
ont prouvé les bons effets du café contre le surmenage. Ajoutons que le café a une certaine
action antiseptique; les microbes ne se dévelop-
pent pas dans un milieu liquide renfermant du
café.

Il est une question que l'on entend souvent
formuler et qui cache une objection : le café ne
peut-il pas intoxiquer? n'y a-t-il pas un caféisme
chronique? Voici ce que répond l'expérimentation
sur l'homme : une dose énorme de seize tasses
de café noir (250 grammes de café dans un litre
d'eau) a amené une angoisse, localisée à la région
de l'estomac, analogue à celle qui suit une émo-

tion vive, de l'insomnie, de l'irrégularité avec précipitation du pouls ; *mais ces phénomènes avaient disparu le lendemain.* Sans doute on connaît des cas de caféisme chronique (Dr Guelliot) ; mais souvent les accidents imputés au café doivent être attribués au tabac ou au surmenage, car ce sont généralement les surmenés qui font excès des breuvages excitants. (J. Rochard.)

Comment prépare-t-on l'infusion de café noir ?

« La première opération, dit un éminent chi-
« miste (Payen, *Des substances alimentaires*), con-
« siste dans une torréfaction ménagée qui donne
« aux grains de café une teinte roux marron, et
« leur fait perdre 16 à 17 pour 100 de leur poids,
« tout en gonflant chacun d'eux et en augmen-
« tant de près d'un tiers le volume total... Si
« la torréfaction avait été poussée jusqu'à la
« coloration brun foncé, une notable partie de
« l'arome [1] agréable serait évaporée.... Afin d'ob-
« tenir la plus grande partie de l'arome, il faut
« effectuer rapidement la filtration de l'eau bouil-
« lante sur le café récemment moulu et dans la
« porportion de 100 à 120 grammes pour un litre
« d'eau. »

Le café est préparé en Orient par décoction : après une fine pulvérisation, il est jeté, immédiatement avant d'être consommé, dans de l'eau

---

1. Cet arome est dû à une huile essentielle, la *caféone*, qui se développe pendant la torréfaction. Elle donne à l'infusion une puissance stimulante supérieure à celle de la caféine.

maintenue pendant quelques instants auprès du point d'ébullition.

Au prix de 2 fr. 50, le demi-kilog. de café noir donne cinq litres environ d'infusion, soit 50 tasses à 0 fr. 05, sucre et combustible non comptés. La chicorée que l'on mélange souvent à tort au café n'est ni aromatique ni stimulante : c'est un laxatif.

Le *café au lait*, quoi qu'on dise, est un excellent aliment; le déjeuner du matin, que bien des personnes composent de pain beurré et de café au lait, est de tous points irréprochable au point de vue hygiénique. Un mélange de 500 grammes d'infusion de café et d'un demi-litre de lait renferme 50 grammes de matières azotées (dont 6 proviennent du café), et plus de 100 grammes de substances grasses cu sucrées (non compris le sucre dont on l'édulcore).

Le *thé*, qui est la boisson nationale en Extrême-Orient, et dont les peuples du Nord de l'Europe font une grande consommation depuis l'époque de son introduction par les Hollandais (xviie siècle), n'a pris quelque faveur en France qu'à partir de 1830. En 1827, on n'en consommait encore que 119 259 kilogrammes. Aujourd'hui, il a cessé d'être chez nous un produit pharmaceutique, et l'on en fait un grand usage dans les soirées et aux « five o'clock ». En 1887, il en a été employé 557 162 kilogrammes, mais cette quantité est encore bien minime. Il y a quelques années, en Angleterre, la consommation par tête et par an était de 2 kilogrammes et en France de 13 gr. 5 seulement. Le principe actif du thé est la théine, substance absolument identique à la caféine, dont elle n'est qu'un synonyme. Les thés les plus estimés dans l'Europe occidentale sont les thés noirs Pékao (appelés improprement en France « fleur-de-thé ») et le Souchong. Le thé vert, qui subit après la cueillette toute une série d'opérations spéciales, est bien plus actif que le noir et on le réserve chez nous, en général, pour la pharmacie. Le plus employé est le Hyswen; son infusion n'est pas jaune d'or comme celle des bons thés noirs, mais verdâtre et plus astringente. Certaines de ses variétés sont parfumées avec des fleurs d'olivier asiatique.

L'infusion de thé est un breuvage qui, selon nous, doit à sa mauvaise préparation habituelle, le discrédit où il est encore tenu dans la masse du peuple. Voici comment il doit être préparé. Pour un litre d'infusion on met dans un vase exclusivement réservé à cet usage (théière en métal anglais bien poli intérieurement ou samovar russe), et muni d'un couvercle, de 10 à 20 grammes, soit 6 à 12 cuillerées à café, de thé noir. On commence par échauder les feuilles et le vase en versant un peu d'eau bouillante qu'on décante rapidement de façon à laver superficiellement les feuilles. Puis on verse dans la théière une petite quantité d'eau bouillante (qui déroule les feuilles), et on laisse infuser de 2 à 3 minutes. Enfin l'on verse d'un coup le reste de l'eau, qui doit être toujours bouillante, et l'infusion est prête au bout de 5 à 6 minutes. On obtient ainsi une boisson dont l'arome rappelle celui de la rose-thé et le goût celui de la noisette. En prolongeant l'infusion plus de dix minutes, le liquide prend un goût amer et astringent, ainsi qu'une odeur de foin, et devient bientôt inbuvable.

Le thé a une action analogue à celle du café, mais plus accentuée, car il est plus riche en caféine-théine. Il produit une excitation générale de toutes les fonctions; il est nutritif dans une certaine mesure; il est aussi tonique, stimulant (caféine, huiles essentielles), et ne perd pas ses qualités par le refroidissement. Pour Germain Sée, c'est la meilleure boisson digestive; dans bien des cas il remplace le vin aux repas de midi avec toutes sortes d'avantages; il doit être léger et bu à une température élevée. Si l'action du thé nous semble moins nette que celle du café, c'est qu'on ne l'emploie qu'à la dose de 2 grammes par tasse au lieu des 15 grammes nécessaires pour le café noir.

Le thé peut intoxiquer, c'est indubitable. Le théisme existe donc, mais il doit être relégué parmi les empoisonnements expérimentaux, théoriques. Le cas du Dr Fonssagrives qui, après avoir longtemps mâché des feuilles de thé, ressentit d'une façon inquiétante cette angoisse, ces intermittences cardiaques dont il a été question au sujet du café, est absolument exceptionnel et ne doit être cité que comme curiosité. Payen a calculé en effet qu'il faudrait chez l'homme *un kilo-*

gramme de thé en substance (équivalant à 70 litres d'infusion) pour amener de sérieux accidents toxiques. Si donc l'abus de l'infusion de thé cause parfois des troubles, c'est surtout, comme le dit M. J. Rochard, par la quantité d'eau chaude qu'il force à absorber, ce continuel lavage pouvant, chez les rares individus passionnés pour cette boisson débiliter l'estomac, affaiblir l'action des sucs digestifs qu'il dilue à l'excès, et amener parfois cet état de langueur digestive appelée par Chomel « dyspepsie des boissons [1] ».

M. J. Rochard, dont on connaît la grande expérience dans la question qui nous occupe, nous apprend que dans les régions tropicales on a recours à l'infusion de thé pour remplacer l'eau crue généralement détestable. Les Chinois et les Annamites n'ont pas d'autre boisson, et nos troupes ont adopté son usage en Tunisie et au Tonkin. Le général Wolseley enfin, dans la guerre contre les Achantis, substitua complètement l'emploi du thé à celui des boissons alcooliques; cela, au plus grand profit de ses troupes.

---

1. Que sont ces troubles, d'ailleurs bien rarement observés, à côté de l'empoisonnement rapide, profond et inéluctable dont l'alcool est l'origine! « On « ne peut, dit M. Pillichody, devenir esclave du thé « comme on est esclave de l'alcool. La théine ne « paralyse pas les fonctions cérébrales comme le fait « l'alcool. Personne n'a vu un homme abruti, hébété, « chancelant, ou faisant le lundi pour avoir bu du « thé. Aucun n'a jamais maltraité sa famille et abandonné ses affaires pour avoir bu du café. »

A côté du café et du thé, il faut placer le *maté*. L'infusion des feuilles de maté (*Ilex paraguariensis*) remplace le café, le thé et le vin pour une population de plus de 11 millions d'habitants (Chili, Pérou, Brésil, etc.). Il est à souhaiter que l'usage de ce breuvage hygiénique et stimulant par la caféine qu'il contient, se répande en France, comme il commence à le faire en Suisse, et qu'il remplace tous les pseudo-cafés de gland torréfié et de chicorée.

Le maté s'emploie à la dose de 10 à 15 grammes par litre; mais, particularité intéressante et précieuse, la même dose peut servir trois ou quatre fois pour préparer des infusions aussi savoureuses que la première. Ces feuilles sont d'un excessif bon marché : elles coûtent de 3 francs à 4 fr. 50 le kilogramme et représentent sous le même poids une quantité d'infusion dix fois plus considérable que le café. D'après les Drs Mantegazza et Doublet, le maté stimule, encore mieux que le thé et le café, l'activité intellectuelle, sans troubler la lucidité de l'esprit; son action tonique sur le système musculaire le fait précisément rechercher par les habitants des régions montagneuses de l'Amérique du Sud. Enfin, si le thé et le café engendrent chez certaines personnes de l'insomnie et de la constipation, il n'en est pas de même avec lui. Il emprunte d'ailleurs ses principales propriétés à la caféine dont il est plus chargé que le café et moins que le thé.

Ces diverses boissons caféiques, café, thé, maté,

prises froides, et surtout chaudes [1], désaltèrent bien mieux que les boissons alcooliques qui ne font qu'exaspérer la soif. Ajoutons qu'elles augmentent la température (café), qu'elles ont une action très efficace sur la digestion et sur la circulation, et qu'elles constituent d'excellents diurétiques.

L'étude des boissons caféiques serait incomplète si nous ne mentionnions pas le *cacao*. Le cacao et le chocolat (cacao associé au sucre), dilués dans l'eau ou du lait, constituent à la fois un breuvage *stimulant* par son arome et sa teneur en *théobromine* (substance analogue à la caféine], et un *aliment* précieux très nourrissant puisqu'il renferme de la fécule, du sucre, des matières albuminoïdes et des corps gras. Le chocolat, d'après M. Bunge, devrait jouer un rôle dans l'approvisionnement des troupes en campagne : « Il n'est presque pas possible, déclare ce savant « chimiste, d'emporter sous une autre forme, à « même poids et à même volume, autant de ma- « tières alimentaires. »

La *noix de kola* torréfiée, riche en caféine, peut servir également à préparer des infusions toniques et stimulantes.

Les diverses sortes de boissons aromatiques qu'il nous reste à examiner sont loin d'avoir des propriétés aussi actives que les boissons caféiques.

---

1. Une boisson chaude étanche la soif plus vite et avec moins de liquide qu'une boisson froide.

Les *boissons aromatiques acidules* constituent un groupe important. Nous ne citons que pour mémoire les eaux gazeuses, naturelles ou artificielles, chargées d'acide carbonique (eau de Seltz, etc.). Le type des boissons acidules est représenté par les *limonades*, que l'on prépare de diverses façons. On peut, par exemple, faire macérer dans une certaine quantité d'eau légèrement sucrée, des fruits ou des tranches de fruits riches en huiles essentielles (citron, bergamote, cédrat, orange). Rien d'agréable au goût, rien de favorable à la digestion (pour les estomacs sains), comme une eau pure, froide ou chaude, aromatisée avec quelques rondelles de citron, ce condiment d'un usage si courant dans toutes les cuisines du monde. On peut aussi exprimer le jus d'un citron (*citronnade*), ou d'une orange (*orangeade*) dans 500 grammes d'eau suffisamment sucrée (25 grammes de sucre environ) et que l'on aromatise avec le zeste du fruit. Les *limonades cuites* s'obtiennent en faisant bouillir pendant quelques instants dans 1/2 litre d'eau un citron ou une orange parfaitement privés de leur écorce; on passe ensuite à travers un linge et on ajoute 60 grammes de sirop de sucre. On aromatise à l'aide d'un fragment de sucre que l'on a préalablement frotté sur la pelure du fruit avant de le décortiquer (Hébert). On peut également préparer des orangeades et des citronnades avec des sirops d'orange et de citron (100 grammes par litre), ou se servir du jus conservé de ces fruits comme en emportent les marins dans leurs voyages d'exploration (« lemon juice », vanté contre le scorbut).

La *limonade citrique* est obtenue très facilement en additionnant 1 litre d'eau de 60 à 100 grammes de sirop de sucre, d'un gramme d'acide citrique ; on aromatise avec des alcoolats le zeste de citron ou le zeste d'orange. On peut remplacer l'acide citrique par l'acide tartrique. La *limonade citrique gazeuse* (soda water) a la formule suivante :

Acide citrique.................	3 grammes.
Bicarbonate de soude........	1 —
Sucre	15 —
Eau......................	500 —

On désigne sous le nom d'*oxycrats* des boissons formées d'un mélange d'eau et de vinaigre (30 gr. par litre environ), avec ou sans addition de sucre ou de sirop de fruits. Cette boisson se prépare encore avec 60 à 80 grammes de sirop de vinaigre framboisé.

Pour obtenir du vinaigre framboisé on remplit un bocal de framboises bien mûres, on les tasse un peu et on les recouvre de vinaigre. Au bout d'un ou deux mois on décante le liquide clair et on le conserve dans des bouteilles. Ce vinaigre sert à parfumer l'eau sucrée ou à préparer le sirop de vinaigre framboisé (sucre, 1 kilogr. ; vinaigre framboisé, 500 gr. : chauffer au bain-marie dans un vase de faïence bien bouché).

Donnons aussi la recette d'une orangeade au vinaigre excellente. On fait macérer le zeste (écorce extérieure) de douze oranges dans un demi-litre de vinaigre; la bouteille doit rester exposée au soleil durant quinze jours. On fait ensuite bouillir deux litres d'eau avec 900 grammes de sucre; on y ajoute de 15 à 20 grammes d'acide citrique cristallisé, 15 grammes de solution de cochenille et un verre de contenance moyenne de vinaigre d'oranges. Ces doses correspondent à trois bouteilles de sirop. Ce vinaigre et ce sirop d'orange, bien bouchés, se conservent durant des années. Le sirop se consomme soit pur, soit étendu d'eau froide, d'eau chaude ou de thé. Il faut avoir soin de ne se servir que de la pelure extérieure de l'orange, sinon le sirop devient amer. Ajoutons que le prix de revient de cette boisson est très faible (deux centimes le verre).

Les *limonades sèches* sont des poudres servant à préparer les limonades citrique ou tartrique. Voici leur composition :

Acide citrique ou tartrique.	3 grammes,
Sucre......................	97 —

On aromatise la poudre avec quelques gouttes d'essences de citron ou d'orange.

Toutes ces boissons acidules peuvent être chargées ou non d'acide carbonique : ce sont alors des *limonades acidules gazeuses*. Leur prix a beaucoup baissé grâce à l'emploi de l'acide carbonique liquide. En Suisse, on trouve dans le commerce de la *limonade au gingembre* à 0 fr. 18 la bouteille, des limonades au citron, à la framboise, à 0 fr. 15.

Nous n'avons pas à insister sur les *boissons*

aromatiques sucrées que l'on confectionne très simplement en additionnant l'eau de sirops de fruits variés (100 gr. par litre) : sirops de framboises, de groseilles, d'amandes (orgeat), de cassis, d'ananas, de fraises, de jus de myrtilles, etc.

Il est encore facile de préparer rapidement des boissons savoureuses et rafraîchissantes en faisant dissoudre dans de l'eau une certaine quantité de *saccharures* ou d'*oléo-saccharures*, qui ne sont autre chose que du sucre pulvérisé mélangé des principes aromatiques les plus divers et méritent ainsi leur nom de *sirops solides*.

Voici une formule de saccharure : Arroser 500 grammes de sucre avec 60 grammes de teinture alcoolique de framboise, de cassis, etc., etc. ; laisser évaporer pour chasser l'alcool, puis dessécher dans un four, réduire en poudre et conserver à l'abri de l'air.

Même simplicité dans la préparation des oléosaccharures. On prend un citron frais, on le frotte avec du sucre en morceaux jusqu'à ce qu'il ne reste plus de zeste ; on pulvérise le sucre et l'on conserve cette poudre comme ci-dessus.

Tièdes ou frais, tous les liquides ainsi obtenus sont d'un goût agréable, peu coûteux et très variés. Enfin, on emploie dans certaines contrées de l'Orient une boisson excellente, la seule même qui rappelle l'arome et le goût d'une boisson alcoolique et de la plus commune, en mêlant à de l'eau du jus de raisin concentré et non fermenté (E. Vaslet).

Aux considérations qui précèdent sur les boissons véritablement hygiéniques, caféiques ou autres, nous n'ajouterons que quelques mots à propos de la place plus importante qu'il y aurait lieu de faire aux fruits dans notre alimentation.

C'est un fait d'expérience que les fruits sucrés et succulents sont comme l'antidote des liquides alcooliques fermentés ou distillés. Les fruits font trouver le vin mauvais. Une orange, une poire ou une pomme désaltèrent parfaitement, assainissent la bouche, purifient l'haleine. Les fumeurs, dont la gorge est constamment desséchée par la perte continuelle de salive, brûlée par les dépôts àcres de la fumée du tabac, éprouvent la plupart un incessant besoin de boire que satisferait parfaitement une ou plusieurs tranches des fruits mentionnés plus haut. D'après un proverbe méridional, une orange sucée le matin à jeûn fait perdre le goût du vin.

Pourquoi, ainsi que le conseille notre savant ami M. Ch. Borgeaud (de Genève), ne pas encourager la consommation des fruits dans le double but de les substituer en hygiène alimentaire aux boissons alcooliques et de permettre aux cultivateurs de retrouver les profits disparus par suite d'un ralentissement dans la consommation du vin, du cidre, etc.?

L'abstinence des boissons alcooliques et les préjugés. — Nous avons vu dans les chapitres précédents que l'usage si répandu en Europe des boissons alcooliques trouve en grande partie son explication dans les préjugés qui ont cours sur l'action de ces boissons. Les préjugés dont il s'agit sont eux-mêmes entretenus par les « illusions » auxquelles donne lieu l'alcool justement à cause de son action toxique sur le système nerveux (illusions de défatigue, de force, d'endurance au froid, à la faim, etc. Voir chap. I). Ces préjugés, ces illusions sont les bases les plus solides sur lesquelles repose la tyrannie de l'alcool. On sait de combien d'épithètes qui veulent être blessantes, de combien de brocards, les buveurs et même certains tempérants couvrent l'abstinence et ses adeptes. Or il convient de faire observer qu'aucun de ceux qui critiquent l'abstinence n'a fait l'essai de six semaines qui suffit pour faire la preuve de l'inutilité des boissons alcooliques.

En réalité, en s'abstenant de ces boissons que réprouve l'hygiène[1], on ne se prive d'aucune satisfaction, d'aucune joie, d'aucun bonheur. Seules, certaines sensations gustatives que l'habitude rend parfois agréables font défaut; mais le goût, que l'alcool ne vient plus pervertir, s'affine singulièrement; il apprécie davantage la saveur des substances sucrées. « Les abstinents, déclare

---

1. Rappelons également sur ce sujet l'opinion de H. Royer-Collard : « Les liqueurs fermentées et dis-
« tillées, écrit-il, ne sont jamais nécessaires pour
« qui que ce soit, excepté pour quelques individus
« chez lesquels l'habitude a créé des besoins vérita-
« blement morbides. On peut alors considérer ces
« boissons comme des agents thérapeutiques plutôt
« qu'hygiéniques. »

« le grand physiologiste Haller, ont meilleur
« appétit, conservent mieux le goût, l'odorat, la
« vue et même la mémoire. » Tel est aussi l'avis
de Forel : « Je le prétends après une expérience
« de sept ans : l'abstinent gagne en force de tra-
« vail cérébral, en finesse et en rapidité de con-
« ception, en sérénité et en équilibre de sentiments
« et d'humeur, en faculté de jouissance, et en goût
« de la vie; même lorsqu'il était auparavant un
« homme modéré dans l'usage des boissons
« alcooliques [1]. »

D'autre part, comme le dit M. E. Vaslet, s'ab-
stenir, même et surtout quand on ne pense pas
en avoir besoin, est donner un exemple salu-
taire et faire un acte de dévouement et de caractère, qui doit exercer une grande influence sur
le prochain.

D'ailleurs, tous ceux qui se sont donné la peine
d'étudier les résultats obtenus par les sociétés
d'abstinence des États-Unis, d'Angleterre, des
pays Scandinaves, de Suisse (sociétés qui comptent
plus de 15 millions de membres), ou mieux encore
d'expérimenter sur eux-mêmes l'abstinence totale
de boissons alcooliques, sont convaincus de la
supériorité du régime abstinent [2].

1. Le vin même cesse d'être agréable après une
longue période d'abstinence (Forel).

2. Les neuf dixièmes des hommes ne boivent que
de l'eau. Le Coran interdit le vin à plus de 175,000,000
de Mahométans. Il est écrit dans la sourate V : « O
croyants! le vin, les jeux de hasard,...... sont des
abominations inventées par Satan. Abstenez-vous-

« Les ouvriers anglais abstinents, dit Foville,
« sont faciles à distinguer par leur bonne santé, la
« convenance de leurs manières, la bonne tenue
« de leurs vêtements, leur opulence relative, et la
« faveur dont ils sont l'objet auprès de tous les
« chefs qui les emploient. »

Mais dans notre pays de France où l'on prise
tant l'esprit facile, où le ridicule tue, n'est-il pas
téméraire de prêcher l'abstinence, de condamner
entièrement d'un trait de plume l'usage des
boissons alcooliques, si armé que l'on soit d'arguments scientifiques? On aura beau dire avec
Forel « que les apôtres de l'usage modéré des
boissons alcooliques — ou tempérants — se font
étrangement illusion lorsqu'ils s'imaginent pouvoir introduire et obtenir cette modération dans
notre humanité telle qu'elle est, pouvoir la
séparer de l'abus » : les tempérants n'en auront
pas moins pour eux cette force des opinions
moyennes tant prônées depuis Descartes.

en de peur que vous ne deveniez pervers. Le démon
se servirait du vin et du jeu pour allumer parmi
vous le feu de la discussion et vous détourner de
la pensée de Dieu et de la prière. »

D'après M. Barthélemy Saint-Hilaire, étant donné
le climat de l'Arabie, cette interdiction des boissons
enivrantes n'a qu'une valeur morale très relative.
On se demande alors pourquoi les peuplades féti-
chistes du centre de l'Afrique se ruent littéralement
dans l'ivrognerie.

Platon interdisait l'usage du vin avant vingt-deux
ans; Galien avant dix-huit ans.

Résolus à donner le pas aux faits sur la discussion, nous maintiendrons les propositions suivantes :

1° L'usage, même modéré, des boissons *distillées* (eau-de-vie, rhum, apéritifs, liqueurs, etc.) est dangereux et doit être proscrit de la façon la plus formelle.

2° L'usage habituel des boissons *fermentées* (vins, bières, cidre, etc.) n'est d'aucune utilité pour le fonctionnement de nos divers organes (cerveau, muscles, estomacs...).

3° L'usage modéré des boissons fermentées, non falsifiées et d'un faible degré alcoolique, peut être toléré, mais aux repas seulement et chez certains sujets.

4° Pour un nombre considérable d'individus, probablement la majorité dans les milieux urbains, les boissons fermentées doivent être absolument interdites. Cette catégorie d'individus comprend : les enfants, les adolescents jusqu'à leur complet développement, les femmes en état de grossesse, les nourrices, les personnes à occupation sédentaire, les sujets atteints de névroses convulsives ou autres (hystérie, épilepsie, neurasthénie) et qui sont légion; les descendants de ces derniers et ceux des aliénés, les anciens buveurs guéris, les fils de buveurs et... les buveurs.

Ajoutons à cette longue énumération, l'innombrable armée des goutteux, des obèses, des chlorotiques, des anémiques, des dyspeptiques, des gens atteints de maladies du foie, de la

peau, des reins, des diabétiques, des arthriti-
ques, des athéromateux, les tempéraments pré-
disposés áux congestions cérébrales, etc.

**Étant donnés les faits précédemment
exposés, que faire pour diminuer et, si
possible, pour réduire à zéro les effets
pernicieux des boissons alcooliques sur
l'individu, sur la race et la Société? —**
L'empoisonnement par les boissons alcooliques
fait actuellement en France d'extraordinaires
progrès : nous croyons l'avoir suffisamment
prouvé. Mais, chose triste à dire, malgré que
quelques voix éloquentes et autorisées aient
depuis une vingtaine d'années signalé le péril,
la question de l'alcoolisme n'est point de celles,
qui passionnent l'opinion publique. Et pourtant
c'est de l'avenir même de notre race qu'il s'agit!

Nous nous proposons dans les chapitres qui
suivent de donner une vue d'ensemble sur ce
qui a été tenté, hors de nos frontières ou chez
nous, contre les méfaits de l'alcool, et d'indiquer
ce qui reste à entreprendre.

Les manifestations de l'alcoolisme sont trop
nombreuses, ses voies de propagation trop diverses, pour qu'on puisse s'en tenir à un remède
unique. C'est même à la recherche infructueuse
d'une panacée que se sont épuisés les efforts de
maints sociologues et hygiénistes animés de la
plus généreuse ardeur. Ce qu'il faut au contraire

mettre en face du fléau, c'est un ensemble complexe de mesures relevant, les unes, de l'autorité constituée, les autres, de l'initiative privée. Ces mesures sont ou préventives, ou restrictives, ou pénales, ou enfin curatives. Elles s'appliquent soit aux producteurs et intermédiaires, soit au consommateur, et, disons-le dès maintenant, avec plus de succès à celui-ci qu'à ceux-là.

TROISIÈME PARTIE

LA LUTTE CONTRE L'ALCOOLISME

« *Salus populi suprema lex esto.* »

CHAPITRE PREMIER

MESURES RESTRICTIVES ET PÉNALES APPLICABLES AUX PRODUCTEURS ET AUX INTERMÉDIAIRES

Augmentation de l'impôt sur l'alcool. — Dégrèvement des boissons hygiéniques et des boissons aromatiques. — Rectification des alcools. — Suppression du privilège des bouilleurs de cru. — Limitation du nombre des cabarets. — Augmentation du droit de licence des débitants. — Répression des falsifications. — Monopole de l'État. — Monopole de Sociétés. — Prohibition nationale. — Option locale. — Réglementation des heures d'ouverture des débits. — Interdiction de la vente des boissons alcooliques aux enfants, aux ivrognes. — Prohibition des boissons distillées dans les cantines de l'armée, etc. — Surveillance des débits. — Non-reconnaissance des dettes de cabaret. — Obstacles que rencontre la lutte contre l'alcoolisme : préjugés; grand nombre de ceux qui vivent de l'alcool; puissance des capitaux engagés dans la fabrication et le commerce de l'alcool.

Augmentation de l'impôt sur l'alcool. — C'est là un des premiers moyens restrictifs qui se présentent à l'esprit. Il a été appliqué en Suède, en Russie, en Angleterre et dans d'autres pays. L'hectolitre d'alcool est taxé, en Russie, d'un impôt de 455 francs; de 477 fr. en Angleterre; de 252 fr. en Norvège; de 240 fr. dans les Pays-Bas. En France, le *droit général de consommation* sur les spiritueux n'est que de 155 fr. 25 par hectolitre d'alcool pur : il faut ajouter, il est vrai, au droit général de consommation le *droit d'entrée* variant suivant la population des villes de 7 fr. 50 à 30 fr., et le *droit d'octroi* dont les villes sont autorisées à imposer les boissons à leur profit [1].

Les surtaxes ne peuvent avoir quelque efficacité qu'à la condition d'être appuyées par nombre de mesures de tout ordre; réduites à elles-mêmes elles se sont montrées inefficaces dans presque tous les pays. M. Bocher, rapporteur de la commission des finances sous le ministère Pouyer-

---

1. Le droit général et le droit d'entrée sont perçus par le Trésor. Le droit d'octroi ne peut dépasser sans une autorisation spéciale le droit d'entrée. A Paris, l'ensemble des droits s'élève au total de 266 fr. 05.

Quertier, en 1871, disait aux partisans des surtaxes : « Puisque vous parlez d'ivrognerie, avez-
« vous été de l'autre côté du détroit ? Avez-vous été
« à Londres ? Avez-vous vu ces tristes faubourgs,
« avez-vous vu ces palais richement illuminés,
« *gin's palaces*, ces palais du gin ? Ils sont très
« beaux à l'extérieur, mais pénétrez à l'intérieur.
« Qu'est-ce que vous voyez ? l'ivresse, l'ivrognerie
« abrutie et hébétée ! Eh bien, c'est de l'ivresse
« à 500 fr. l'hectolitre... »

En 1889, la municipalité de Marseille, dans le
but d'augmenter ses revenus et d'enrayer la consommation croissante des spiritueux, a surélevé
dans de fortes proportions l'impôt communal sur
l'alcool. D'après M. Rostand, cette surélévation de
« l'impôt a bien fait obtenir un des deux buts
« qu'on s'était proposés en la décidant : elle a
« apporté à un budget municipal mal équilibré
« un large et légitime accroissement de res-
« sources. Mais l'autre but, le but d'hygiène et de
« moralité, la restriction de l'usage du poison, on
« n'y est pas arrivé... »

Même progression en Angleterre malgré
l'énorme droit d'accise de 477 fr. (il a été de
555 au commencement du siècle) par hectolitre.

Du reste, si l'on songe que l'hectolitre d'alcool
à 100 degrés revient en fabrique à 25 fr. ; que,
d'autre part, ramené au titre de 35 degrés par
le mouillage, cet hectolitre se débite à raison
de 10 centimes le petit verre, on conçoit sans
peine l'énormité des impôts et droits dont on

pourrait le frapper sans que le consommateur vît notablement enchérir sa boisson.

L'aggravation de l'impôt, a-t-on dit, est d'autant plus légitime que, somme toute, il s'agit d'un impôt volontaire, personne n'étant obligé de boire de l'alcool. Nous objecterons à cela que : taxer les passions et les vices, c'est en vivre et qu'on est alors fort mal venu à se prêter un rôle moralisateur; qu'imposer outre mesure l'alcool dans un pays où la propagande anti-alcoolique dans les masses est absolument nulle, où les buveurs ne se sentent ni soutenus, ni conseillés dans une réaction spontanée possible contre leur passion, c'est remplir les caisses du Trésor en vidant la poche des prolétaires, c'est au point de vue logique, en définitive, accroître le nombre des malheureux. Du reste, des autorités considérables en la matière, M. Claude entre autres, ont émis il y a longtemps ces idées.

Il faut donc conclure : la surtaxation de l'alcool n'est qu'un moyen adjuvant et un complément (mais un complément nécessaire, bien entendu) à toutes les mesures dirigées contre l'alcoolisme.

Dégrèvement des boissons hygiéniques et des boissons aromatiques. — Le dégrèvement des boissons hygiéniques (vin, bière, cidre), dont le corollaire est la surtaxe des alcools, se poursuit depuis plusieurs années devant le parlement français. Or cette détaxe causera une perte énorme à l'État, et ne profitera à personne

(Varenne), car elle ne peut avoir, comme le prouvent les faits suivants, une grande action sur l'alcoolisme.

« La digue que l'on a cru opposer en Suède à « l'abus des boissons enivrantes, a été maintenant « rompue non pas en faveur de l'eau-de-vie, mais « par la bière. Tandis que les arrestations pour « ivresse d'eau-de-vie ont diminué pendant les « quinze dernières années, celles qui résultent de « la consommation de la bière ont augmenté par « contre d'une manière effrayante. Il n'y a qu'un « remède, c'est de frapper d'une taxe la fabrica- « tion de la bière. » (Dr Wieselgren.) C'est ce qu'on a compris en Norvège où une commission du Storthing (Assemblée législative) étudie les moyens d'imposer la bière suivant sa force alcoolique, de façon à substituer aux bières fortes cotant au moins 5 p. 100 d'alcool, une bière légère n'en contenant que 1/2 à 2 p. 100 [1].

1. Les alcooliques internés dans les asiles sont en forte proportion des intoxiqués par les boissons dites hygiéniques. Voici quels sont, par exemple, les agents de l'intoxication chez les 80 alcooliques entrés au cours de l'année 1893 à l'asile d'Ellikon (Suisse) :

Dans   4 cas, bière et cidre.
  —   5 — vin et bière.
  —   1 — vin et cidre.
  —   2 — vin seul.
  —   3 — cidre, vin et bière.
  —   2 — bière seule.
  — 17 — vin, bière, cidre et eau-de-vie.

On peut donc souscrire à ces conclusions de M. Ch. Richet : « En matière de préservation « contre l'alcool, il y a en présence trois per- « sonnes morales : 1º les producteurs et négo- « ciants en spiritueux et boissons dites alimen- « taires; 2º l'État; 3º les consommateurs, c'est- « à-dire la nation prise dans son ensemble. Il « est hors de conteste que la plus intéressante « est cette dernière. Ceci posé, il faut avouer « que l'alcool (qu'il soit ingéré sous tel ou tel « nom) est un élément pernicieux dans toute « société et que tous les efforts doivent converger « contre l'usage de l'alcool dont l'aboutissant « est l'alcoolisme. Le dégrèvement est absolu- « ment funeste au point de vue hygiénique. »

Par contre le dégrèvement des substances servant à préparer les boissons aromatiques véritablement hygiéniques (café [1], thé, cacao,

Dans 11 cas, liqueurs et vin.
— 10 — vin, liqueurs, bière.
— 10 — vin, bière, eau-de-vie.
— 7 — eau-de-vie et vin.
— 3 — eau-de-vie et bière.
— 3 — eau-de-vie seule.
— 6 — cidre et eau-de-vie.

Le Dr Marandon de Montyel a noté que, dans son service à l'asile de Ville-Évrard, les buveurs de vin sont en grand nombre.

1. Le café est actuellemnt frappé en France d'un droit de 156 francs les 100 kilos; et le thé, d'un droit de 208. En Angleterre le sucre ne coûte que 25 centimes la livre environ.

sucre) serait, nous en sommes persuadés, des plus utiles dans la lutte contre l'alcoolisme. Les tarifs douaniers excessivement élevés en France, sont une prime à la falsification et empêchent les classes peu aisées de s'habituer à l'usage des boissons caféiques. Or qu'on le sache bien, c'est seulement par la vulgarisation de ces boissons qu'on pourra supplanter les liqueurs alcooliques.

Rectification des alcools. — Pour certains hygiénistes, l'alcoolisme tient beaucoup moins à la quantité des alcools ingérés qu'à leur qualité défectueuse, qu'à leurs impuretés. De là la proposition de ne livrer au commerce que des produits rectifiés. L'État a pris, en Suisse, le monopole de cette rectification; nous en verrons plus loin les résultats. Une loi allemande de 1887 sur le régime des spiritueux a décidé que la rectification des alcools deviendrait obligatoire à partir de 1889. La commission du Sénat et la commission extra-parlementaire ont conclu, en France (1887), à l'organisation d'entrepôts ou d'établissements de rectification. Le professeur Riche est partisan de la rectification par l'État : il déclare que l'état de la science permet actuellement de vérifier si l'alcool industriel est pur, et il propose d'exclure de la consommation tout alcool donnant à l'essai par la méthode de Röse [1] plus de 2 millièmes d'impuretés. Tout en souhai-

1. Cette méthode est basée sur la solubilité plus grande des alcools supérieurs dans le chloroforme.

tant que la vente des alcools impurs soit sévèrement réprimée, il faut avouer qu'épurer l'alcool
n'est pas en diminuer la consommation; c'est
même l'augmenter en fournissant aux buveurs
une apparence de justification d'ordre hygiénique, scientifique. Du reste, d'après M. Strass-
mann, d'après le directeur même du monopole
fédéral suisse, M. Milliet, les faibles quantités
d'alcool amylique et propylique renfermées dans
l'eau-de-vie (2 à 3 p. 100) n'augmenteraient que
d'une façon insignifiante ses propriétés dangereuses. L'alcool même rectifié reste un poison.

Nous examinerons plus loin, à propos du
monopole, les projets de rectification par l'État,
en France.

**Suppression du privilège des bouilleurs
de cru**. — On appelle bouilleurs de cru les
propriétaires ou fermiers qui distillent ou sont
censés distiller, *pour leur consommation personnelle*, les vins, marcs et fruits provenant
exclusivement de leurs récoltes. Réglementé dès
le premier Empire, ce mode de distillation fut
déclaré entièrement libre en France par la loi
du 14 décembre 1875. Les conséquences de cette
loi, toujours en vigueur, sont : 1º l'extension de
la fraude; 2º la propagation de l'alcoolisme;
3º enfin la violation du principe d'égalité.

D'abord, en effet, « les bouilleurs de cru, loin
de se contenter de brûler leurs propres récoltes,
achètent des fruits, quelquefois même des grains
et des racines, pour les brûler, à l'abri de l'im—

munité qui leur est octroyée. Les produits de cette distillation hâtive et incomplète, obtenue au moyen d'appareils imparfaits, sont jetés clandestinement, affranchis de tous droits, dans la consommation où ils font une concurrence redoutable aux eaux-de-vie du commerce soumises à l'impôt. Cette concurrence déloyale, cette fraude, aussi préjudiciable au Trésor qu'à la santé publique, n'est pas une hypothèse. Elle ressort des statistiques. » (Claude.)

C'est la suppression des distilleries privées au nombre de 700 000 en France, que ne cessent de réclamer — pour des raisons plus ou moins acceptables, il est vrai — maints législateurs[1]. Nous ne devons voir dans cette mesure qu'un moyen de restreindre la fabrication de l'alcool, et en particulier la consommation à huis clos des spiritueux riches en alcools supérieurs (et autres produits fort toxiques), tels que marcs,

---

1. En Suède et en Norvège, l'abolition du droit de distillation en détail et à domicile a donné d'excellents résultats. En Norvège, la loi de 1816, qui accordait à chaque propriétaire le droit de distiller les produits de ses terres, avait déterminé un accroissement considérable de la consommation de l'alcool. Il y eut alors près de 10 000 alambics en usage (pour 1 500 000 habitants). D'autre part, en 1848, une loi sévère concernant la fabrication de l'alcool fit disparaître la plupart des distilleries tant agricoles qu'industrielles; leur nombre, de 1387 en 1840, tomba à 40 en 1850; il est de 23 actuellement.

kirsch, eau-de-vie de prunes, de cidre, etc.,
et nous l'appelons de tous nos vœux.

La Commission extra-parlementaire de 1887
s'est d'ailleurs proposé d'exclure de la consommation les flegmes des distilleries agricoles, et
a demandé que ces flegmes fussent repassés et
épurés. Elle a réclamé aussi, d'une part, une
surveillance de la fabrication, de la vente et de
l'emploi des alambics et autres appareils propres
à la distillation; d'autre part, l'abolition du privilège des bouilleurs de cru pour ce qui concerne la surveillance, en ne leur accordant de
franchise d'impôt, s'il y avait lieu, que sur une
quantité d'alcool de 10 litres au plus.

Limitation du nombre des cabarets. —
« Si les bouilleurs de cru, dit M. Claude, sont le
« fléau des campagnes, les débitants de boissons
« sont sans contredit le fléau des villes; actuelle-
« ment ils débordent jusque dans les moindres
« villages. Leur multiplication incessante devient
« un universel sujet d'inquiétude. » En 1830, il
existait 280 000 débits. De 1875 à 1885, leur
nombre a passé de 342 000 à 400 000, et la proportion d'habitants par débit de 109 à 94. En cette
année 1885, on comptait dans le département du
Nord un cabaret pour 46 habitants (soit un pour
15 adultes), et dans celui de la Seine-Inférieure
un pour 66. En 1890 il existait à Paris un débitant de boissons pour 82 habitants.

En 1891, il y avait dans le Borinage belge, la
ville de Mons non comprise, 3390 débits de spiritueux, soit un pour 22,3 habitants, soit encore

un pour 4 adultes mâles, un pour 3 maisons
ouvrières habitées ou non! Dans certaines communes il y a jusqu'à 136 débits pour 146 habi-
tations ouvrières. A la même époque, Bruxelles
possédait un débit pour 40 habitants, et cette
proportion est actuellement celle de l'ensemble
du pays (Van Coillie).

Parlant des boissons qui se vendent en Normandie dans les cabarets des cités ouvrières,
M. Claude s'écrie : « Mieux vaudrait assurément
« de véritables alcools, fussent-ils à 50°, que les
« mixtures innomables dont la plus anodine cons-
« titue à la longue un poison, et que l'ouvrier
« normand ne se contente pas d'absorber pures,
« mais qu'il mêle à son cidre ou à sa bière;
« car au débit, ce n'est pas seulement le débi-
« tant qui adultère les boissons; après lui vient
« le consommateur au palais blasé : n'assure-
« t-on pas qu'en Belgique, l'ouvrier terrassier
« ajoute à son genièvre quelques gouttes d'acide
« sulfurique! » — « En tout cas, continue
« M. Claude, pour un adulte belge ou normand,
« une consommation de 20 lit. 40 d'alcool pur,
« par an, n'a rien que d'ordinaire, si on constate
« qu'en plusieurs endroits (Eu, Quevilly, Neuf-
« châtel, Sotteville, Rouen), ce sont les chiffres
« établis, pour la population entière, femmes et
« enfants compris. » Il estime enfin, que l'ouvrier normand laisse au cabaret la moitié de son
salaire quotidien.

En présence de l'alcoolisation forcenée qui se
pratique au cabaret, on songe de prime abord à

fermer ce dernier pour frapper la consommation. Or ce moyen, bien qu'il ne soit pas à dédaigner complètement, n'a pas l'efficacité qu'on lui prête *a priori*. Il a été prouvé, par exemple, qu'en Suisse, « l'eau de-vie, plus encore que le vin, « se consomme dans le domicile privé (nos « 700 000 bouilleurs de cru n'ont que faire au « cabaret), et que cette consommation, notam- « ment dans les contrées infectées par l'alcoolisme, « n'a pas son origine ni son fondement principal « dans le cabaret, mais bien dans l'usage domes- « tique. » (Message du Conseil Fédéral, 1884.) Cette assertion est corroborée par l'exemple de la Grande-Bretagne. En Angleterre, où il y avait 565 débits pour 10 000 habitants, la consomma- tion de l'eau-de-vie était de 2 lit. 95 par tête en 1880; en Écosse, où il n'y en a que 346 pour le même nombre d'habitants, cette consom- mation s'élevait à 7 lit. 95 par tête. En Hol- lande, où le nombre des débits est limité, des faits analogues ont été constatés.

Il faut donc conclure — comme on l'a déjà fait pour la surtaxe — que si la réduction du nombre des débits n'est pas un facteur à négli- ger dans la lutte contre l'alcool, elle ne peut à elle seule donner de résultats importants et durables : elle ne vaut que comme partie inté- grante du système restrictif auquel nous avons fait allusion plus haut.

Augmentation du droit de licence des débitants, etc. — La loi du 17 juillet 1880 a supprimé l'autorisation préalable exigée auparavant pour l'ouverture des cabarets, et l'a remplacée par la fermeture temporaire (un mois) après deux condamnations correctionnelles. Cette loi a provoqué une véritable pullulation des débits : leur nombre s'est accru de 50 000 en 12 ans. Dans la Seine, l'augmentation a été dans la proportion effrayante de 38 p. 100 : il y a actuellement à Paris plus de 27 000 débits! Des mesures restrictives s'imposent : il serait à désirer que l'on quadruplât le droit de licence des cabaretiers, qu'on limitât leur nombre au prorata des besoins de la population, qu'on interdît d'ouvrir un débit à tout individu ayant subi une condamnation, qu'on obligeât le débitant à ménager un cube d'air proportionnel aux dimensions de la salle, qu'on interdît d'une façon absolue aux épiciers, charbonniers, etc., de vendre des liqueurs au détail.

Répression sévère de la mise en vente de boissons falsifiées ou nuisibles. — Les falsifications des boissons fermentées (vin, bière, cidre), des boissons distillées et des substances servant à préparer les boissons aromatiques (café, thé, cacao) doivent être sévèrement réprimées. On a proposé aussi de modifier la loi du 5 mai 1855 afin d'étendre aux boissons antihygiéniques, les dispositions de cette loi sur les falsifications et les mélanges (dispositions qui entraînent des pénalités correctionnelles), d'exiger que le vinage fût exécuté avec de l'alcool chimiquement pur, de recommander le sucrage du vin comme moins nuisible que le vinage, d'asseoir l'impôt sur les vins d'après la force alcoolique, en les taxant proportionnellement au degré (Commission extra-parlementaire) [1].

Monopole de l'État. — Le monopole peut être établi sous trois formes distinctes ou combinées entre elles : monopole de *fabrication*; monopole de *rectification*; monopole de *vente*.

Le monopole de vente a été proposé jadis par M. de Bismark. Les agents de l'État, créés à cet effet, étaient seuls autorisés à débiter les alcools. Ce système, qui mettait aux mains du gouvernement une armée de cent mille fonctionnaires, fut repoussé par le Parlement allemand.

Le monopole de la fabrication et de la rectifica-

1. D'une récente communication de M. Lancereaux nous extrayons le passage suivant relatif aux mesures restrictives de la consommation des liqueurs : « Il y a quelque temps, dit M. Lancereaux, j'apprenais qu'une société industrielle, frappée de la non-utilisation d'un très grand nombre de plantes d'absinthe, en Roumanie, s'adressa au gouvernement de ce pays pour lui demander l'autorisation de fonder une usine pour la fabrication d'apéritifs et ce gouvernement, avec un bon sens qu'on ne peut trop louer, refusa l'autorisation demandée. Un confrère de la République de l'Equateur, qui a suivi nos leçons, m'apprenait aussi, il y a quelques jours, que le gouvernement de son pays s'opposait à l'entrée de l'absinthe et boissons similaires. »

tion a été établi en Suisse en 1886 et attribué à l'État. Celui-ci n'exerce pas son droit de fabrication lui-même, mais le concède à des particuliers[1], à des Sociétés. Un quart des spiritueux doit être fourni par des distilleries indigènes; les trois autres quarts sont importés. La consommation de l'eau-de-vie a diminué de 25 p. 100 depuis l'organisation du monopole, mais ce résultat — qui nous semble dépendre de causes locales ou transitoires — est largement contre-balancé, nous l'avons vu, par l'augmentation de la vente des boissons fermentées.

Ce serait d'ailleurs une erreur de croire que l'établissement du monopole a satisfait ceux qui sont à la tête du mouvement anti-alcoolique en Suisse. M. Forel en a montré les dangers : « Les « habitudes de boisson et les cabarets engen- « drent et augmentent toujours le capital pro- « ducteur des boissons alcooliques. Ce dernier « devient une puissance qui *finit par enlacer* « *l'Etat* et par l'embaucher en l'induisant à tirer « parti de l'ivrognerie du peuple. Heureux sont « les Etats qui n'ont pas encore fait cette dan- « gereuse expérience, car il n'est pas facile de « sortir de ce traquenard fiscal une fois qu'on y « a été pris. » Nombre de Sociétés d'abstinence

---

1. L'administration du monopole ne se fournissant d'alcool brut que chez les distillateurs capables de lui en livrer un minimum de 15 000 litres par an, le nombre des bouilleurs de cru est tombé de 1400 à 76.

suisses refusent par principe les subventions provenant des recettes du monopole, recettes dont le dixième doit être employé, en vertu de la loi, à combattre l'alcoolisme. Comment en effet, peut-on, sans encourir le grave reproche non pas seulement d'absurdité, mais d'hypocrisie, prétendre diminuer progressivement la consommation des spiritueux, tout en essayant d'en tirer le plus grand profit possible, tout en faisant de la vente de ces produits une question d'équilibre budgétaire? Enfin, la Régie suisse ne fournissant aucune boisson composée, mais seulement l'alcool qui en est la base, ne voit-on pas que l'intoxication par les essences continuera ses ravages en dépit des intentions réelles ou feintes du gouvernement?

Une campagne se poursuit actuellement en France en vue de donner à l'État le monopole de la rectification. D'après un projet de loi élaboré par MM. Maujan et Guillemet, députés, cette rectification, qui porterait sur plus de 2 millions d'hectolitres, s'opérerait dans 5 ou 6 usines établies par l'État dans les centres géographiques de production. L'alcool ainsi purifié serait une sorte de matière première livrée aux fabricants en gros pour leurs diverses combinaisons de liqueurs. La différence entre le prix d'achat et le prix de vente de l'alcool rectifié donnerait à l'État un bénéfice de 1 milliard. On conçoit qu'avec un tel système, les Sociétés d'abstinence ou de tempérance présentes et futures ne devraient pas s'attendre à être décrétées d'utilité publique!

Aux Indes, le monopole de l'alcool, établi il y a quelques années dans le but d'assurer aux consommateurs un meilleur produit, est peu à peu devenu un simple instrument de fisc; les employés du gouvernement sont encouragés à pousser à la consommation, et l'ivrognerie fait des ravages effrayants. (*Annuaire de la Croix-Bleue*, 1894.)

Au siècle dernier, l'établissement du monopole en Suède fut suivi d'une augmentation considérable de la consommation. Le monopole a eu les mêmes résultats fâcheux au Mexique et dans les républiques de l'Amérique centrale.

Nous avons déjà fait pressentir la façon dont le public interprétera la rectification, la fausse sécurité qu'elle donnera aux buveurs; nous avons reproduit les reproches encourus par le monopole suisse. On ne voit pas comment le projet français échappera à tous ces griefs [1]. Du reste,

---

1. Un économiste éminent, M. Em. Alglave, partant encore de ce principe fort discutable que l'alcoolisme tient moins à la quantité qu'à la qualité des alcools ingérés, a proposé aussi, il y a déjà une quinzaine d'années, l'attribution à l'Etat de la rectification comme le remède au mal. Voici les grandes lignes de son projet (décembre 1894). L'État achèterait les alcools aux producteurs à un prix fixé par la loi et supérieur aux cours actuels. Il n'y aurait donc d'indemnité à payer à personne. Après rectification, l'Etat revendrait l'eau-de-vie aux cabaretiers qui la paieraient seulement après l'avoir vendue, de sorte qu'ils auraient le

si l'on en juge par la qualité des tabacs et des allumettes de la Régie française, on ne peut qu'être défavorablement prévenu à l'égard du nouveau monopole.

En définitive, c'est uniquement sous la pression de graves difficultés financières que la plupart des États sont amenés à organiser le monopole. Pour donner des noms — qui seront en même temps des preuves — nous citerons l'Italie, l'Autriche, la Hongrie, le Portugal, la Turquie parmi les gouvernements acculés à cet expédient.

Monopole de Sociétés, dit système de licences de Gothembourg et de Bergen. — Ce système est le seul où se manifeste nettement l'intention de réagir contre l'alcoolisation du peuple. Il consiste à organiser des sociétés par actions ou *bolags* (l'actionnaire ne pouvant toucher un dividende plus élevé que l'intérêt des fonds d'Etat), qui achètent à l'encan dans un but philanthropique les licences de débitants de façon à réduire

crédit gratuit complet. Les cabaretiers auraient une remise de 20 p. 100 et même un peu plus forte à Paris. Le petit verre continuerait à se vendre 0 fr. 10 et le produit du monopole dépasserait onze cent millions de francs, c'est-à-dire plus de huit cents millions d'excédent sur le produit net actuel de l'impôt. Il est bien entendu *que la fabrication du cognac et des liqueurs de tout genre resterait parfaitement libre,* sous la réserve d'employer de l'alcool rectifié par l'État, de l'alcool libre dont la pureté et l'innocuité auraient été vérifiées par les agents de la Régie.

le nombre des cabarets, à accaparer la vente de l'alcool. Les bénéfices sont versés soit aux caisses communales (Suède), soit à des œuvres de bienfaisance (Norvège). Dans ce dernier cas, la ville ne bénéficie pas des ressources fournies par la vente de l'alcool et n'a rien à perdre à en voir la consommation diminuer. Les débits ferment à 8 heures; les samedis et la veille des jours fériés, à 5 heures. Ils restent clos les jours de grande fête et d'élection.

En Angleterre, il se fait actuellement une campagne en faveur de l'adoption du système de Gothembourg.

Ces systèmes ont donné dans les pays scandinaves d'excellents résultats; alors que dans presque tous les pays d'Europe l'alcoolisme est en progrès, la consommation des spiritueux a diminué notablement en Norvège [1]; en Suède, en Finlande [2].

---

1. En Norvège, la consommation de l'alcool est tombée en cinquante ans de 8 litres à 1 lit. 50 par an.

2. C'est une erreur encore très répandue, que de considérer les pays du Nord comme le foyer principal de l'alcoolisme. En réalité, c'est l'Europe centrale (Allemagne, Belgique, France, Autriche, Suisse) qui constitue ce foyer : il suffit pour s'en convaincre de comparer les consommations moyennes d'alcool par tête et par an en France et dans les pays du Nord (1885).

France, 3 l. 85 (4 l. 32 en 1893); Finlande, 2 l. 60; Canada, 1 l. 95; Russie, 3 l. 32; Angleterre, 2 l. 49; Norvège, 1 l. 75. Seule la Suède consomme 4 lit. 15 par an.

On peut toutefois leur reprocher : 1° d'être inapplicables dans les pays où le nombre des débits n'est pas limité comme la France, par exemple; 2° d'avoir des effets forcément restreints, puisque l'achat est libre, malgré quelques entraves plus apparentes que réelles; 3° de n'avoir pas pu, à cause de leurs imperfections, poursuivre les avantages obtenus; 4° de n'avoir pas empêché une forte recrudescence dans l'usage de la bière, recrudescence qui se traduit par une fréquence encore déplorable de l'ivrognerie; 5° de permettre à l'Etat et aux communes (au moins en Suède) de tirer des ressources d'un commerce qu'ils feignent de réprouver. En effet, bien qu'en Suède, les communes aient le droit d'interdire par voie plébiscitaire, le débit des alcools sur leur territoire, les autorités royales n'en possèdent pas moins le pouvoir d'annuler les décisions communales, pouvoir dont elles usent largement.

Remarquons enfin, que les lois et édits instituant ces systèmes n'ont été promulgués que sous la pression constante de puissantes sociétés d'abstinence; que sans ces dernières, il n'est pas d'instauration ni d'application possibles des mesures préservatrices légales; qu'en fait, les Sociétés d'abstinence, en Norvège et en Suède, peuvent revendiquer une bonne partie des heureux résultats que l'on serait tenté de mettre entièrement au compte des systèmes de Bergen et de Gothembourg.

Prohibition nationale [1]. — Différents États de l'Union et différentes provinces des colonies anglaises ont opposé aux ravages de l'alcoolisme une mesure radicale, du moins théoriquement : ils ont interdit la vente des boissons spiritueuses. Cette loi de prohibition [2] n'autorise la vente au détail de l'alcool que comme médicament ou pour les besoins de l'industrie. Un agent spécial salarié par l'État est chargé de tout ce qui se rapporte à cette vente autorisée. Promulguée pour la première fois en 1851 dans l'État du Maine, la loi de prohibition a été adoptée depuis par d'autres États (Iowa, Vermont, Kansas, Nord et Sud-Dakota), ainsi que par les provinces occidentales du Canada. Aux États-Unis, cette question de la prohibition est devenue une plate-forme électorale, et la lutte est très vive entre prohibitionnistes et antiprohibitionnistes.

Prohibition locale ou option locale. — Dans seize États de l'Union, la prohibition nationale est remplacée par l'*option locale* : chaque district, chaque commune se prononce pour ou contre la prohibition de l'alcool sur son territoire. C'est ainsi que dans l'État de Géorgie, 106 comtés sur 136 ont interdit la vente de l'alcool. Il en est de même dans la Nouvelle-Galles du Sud (Australie) : dans cette colonie anglaise, la vente au

1. Nation est ici synonyme d'État confédéré.
2. De semblables mesures prohibitives ont été édictées par les plus anciens législateurs.

détail des spiritueux peut être interdite dans chaque district par le vote des 2/3 de la population (hommes et femmes). L'option locale est encore appliquée en Norvège et en Finlande. Dans ce dernier pays, la loi envisage trois classes de boissons : 1° les eaux-de-vie; 2° les vin : 3° les bières. La vente des eaux-de-vie est prohibée dans les campagnes; dans les villes, le débit des eaux-de-vie et de la bière est soumis à l'option locale; l'autorité et le Conseil municipal peuvent refuser le renouvellement des concessions qui ne sont valables que pour deux ans; la vente des vins est tolérée. Dans les campagnes le débit du vin et de la bière n'est permis que dans les hôtels et seulement aux voyageurs; les conseils municipaux n'usent que rarement de leur droit d'autoriser la vente au détail à d'autres qu'aux voyageurs. En Angleterre, un mouvement analogue se manifeste : M. Gladstone a déposé un projet de loi basé sur l'option locale. Cette loi donnerait aux électeurs de chaque circonscription le droit : 1° à la majorité des 2/3 des votants, de supprimer tous les débits de boissons dans la localité; 2° à la majorité absolue, de faire fermer les débits le dimanche. Ces mesures ne seraient pas applicables aux hôtels, restaurants, buffets de chemin de fer et ne pourraient entrer en vigueur avant trois ans.

Un projet de loi sur l'option locale directe vient d'être rédigé en Suède.

M. Forel considère le système de l'option locale comme préférable à la prohibition nationale des

Américains (prématurée d'après lui, et ne respectant pas suffisamment les droits de la minorité). Il fait de l'option locale l'idéal à atteindre dans la lutte contre l'alcoolisme. Point n'est besoin de dire que cet avis n'est pas celui des partisans du laisser-faire, commercial ou autre, de la liberté intangible. Sans nous soucier des lieux communs, des clichés dont ils sont coutumiers, nous maintiendrons que l'interdiction de vendre de l'alcool est aussi légitime que celle de débiter la morphine sans prescription médicale, que celle de l'usure, des jeux de hasard (Bunge).

Parmi les réserves que comportent les systèmes de la prohibition nationale et de l'option locale, il faut noter : d'une part, la difficulté de leur adoption et de leur application toutes les fois que cette prohibition n'a pas été amenée par une vigoureuse propagande anti-alcoolique à l'aide de conférences, de brochures, d'articles de journaux ; d'autre part, la tendance de la politique à s'emparer de cette question. Tous les États, en Amérique, comme en Europe, qui n'ont pas tenu compte de ces faits ne sauraient tirer bon parti d'une semblable mesure (Ladame).

Réglementation sévère des heures et des jours d'ouverture des cabarets. — En Allemagne, l'aubergiste qui tolère chez lui la présence de ses clients au delà des heures réglementaires est passible d'une amende qui peut atteindre 75 francs, ou d'un emprisonnement de quatorze jours.

En Norvège, on l'a vu plus haut, la loi interdit de vendre ou d'offrir gratuitement de l'eau-de-vie non seulement les dimanches et les jours fériés, mais encore la veille dès cinq heures du soir. Il y a quelques années les femmes anglaises abstinentes ont déposé une pétition demandant la fermeture des débits le dimanche. Cette pétition a été signée par 1 132 608 femmes au-dessus de seize ans.

L'application en Écosse (1853) d'une loi (*Forbes Mackenzie Act*) limitant pour les jours ouvrés la durée d'ouverture des débits (ouverture à huit heures du matin et fermeture à onze heures du soir) et en ordonnant la clôture absolue le dimanche, a fait diminuer de près de moitié le nombre des détenus dans les prisons d'Édimbourg. « Il y a quelques années, disait en 1858 « le député Duncan Mac-Laren, la prison de la « ville était encombrée, on avait été obligé de « voter 300 000 francs pour l'agrandir; actuelle- « ment elle est à moitié vide et les agrandisse- « ments projetés sont ajournés d'une manière « indéfinie. » Grâce à ces mêmes dispositions légales, le nombre des crimes et délits commis sous l'influence de l'ivresse a décru dans la proportion énorme de 80 p. 100 à Glasgow.

Défense de vendre des boissons alcooliques aux enfants ainsi qu'aux ivrognes. — Dans certaines villes manufacturières, les apprentis s'adonnent à l'ivrognerie, à l'exemple de leurs pères, dès l'âge de douze ans. « On les voit,

« dit M. J. Simon, entrer par troupes dans
« les cabarets, la pipe à la bouche et se faire
« servir une tournée sur le comptoir... A Lille,
« il est interdit aux cabaretiers de leur servir
« à boire, à moins qu'ils ne soient accompagnés
« par un parent. Il en résulte q», le premier
« libertin venu leur sert de chaperon dans les
« cabarets et boit à leur écot. » La loi de 1873
sur l'alcoolisme punit d'une amende de 1 à
5 francs inclusivement les débitants qui auront
donné à boire à des gen manifestement ivres,
qui les auront reçus dans leurs établissements,
ou bien auront servi des liqueurs alcooliques
à des mineurs âgés de moins de seize ans
accomplis. L'article 7 punit d'un emprisonnement de six jours à un mois et d'une amende
de 16 à 300 francs quiconque aura fait boire
jusqu'à l'ivresse un mineur âgé de moins de
seize ans.

Dans certains pays (Suisse, Alsace), il est
interdit aux débitants de vendre des boissons
alcooliques aux *buveurs d'habitude*.

Si l'on consulte l'histoire de Paris, on constate que dès le moyen âge la vente des boissons hygiéniques (pour lesquelles nos modernes
législateurs sont pleins d'égards) était dans notre
capitale strictement réglementée. Les marchands
de vin « à pot » ne pouvaient donner à boire
chez eux : ils ne débitaient que du vin à emporter. Leurs maisons étaient entourées de grilles; la porte en était toujours fermée, et c'est
par une sorte de guichet que le marchand fai-

sait passer ses brocs [1]. La vente ambulante en plein air était toutefois autorisée. Peu à peu, à la faveur des troubles politiques, les cabarets et tavernes ouvrirent leurs portes et l'on y consomma longuement autour des tables. Leur nombre même s'accrut tellement, leur désastreuse influence se fit tellement sentir sur les mœurs qu'en 1579, une ordonnance royale défendit « aux gens qui sont mariés et ont ménage d'aller boire et manger ès tavernes et cabarets; et aux taverniers et cabaretiers de les y recevoir, à peine d'amende... et de prison ».

Ce n'était là, du reste, que le rappel et la confirmation d'une ordonnance du prévôt de Paris rendue en 1397. « Estant venu en nôtre congnoissance que plusieurs gens de métier, gens de petit estat... délaissent à faire leur besogne, à gouverner leurs mesnages et gaugner leur vie, pour la grande inclination et affectation qu'ils ont aux jeux de paume, de dez, de cartes, de quilles, ès quels jeux ils s'emploient et occupent ès dits jours ouvrables, en tavernes et aultres lieux, y perdent leur chevance et deviennent de jour en jour larrons, robeurs et gens de mauvaise vie; diffendons de souffrir jeux de hasard ès lesdits cabarets [2]... ». Ajoutons qu'alors comme

1. Dans les quartiers de l'ancien Paris la devanture de certains débits est encore garnie de ces grilles,... mais la porte est largement ouverte.

2. On lit dans un édit royal de 1666 : « seront les cabarets et lieux où se vend la bière à pot, fermés

aujourd'hui les cabaretiers frelataient leur marchandise et qu'on eut souvent à sévir contre ces commerçants peu scrupuleux.

Interdiction de la vente des eaux-de-vie, cognacs, apéritifs et liqueurs dans les cantines de l'armée, dans celles des travaux de l'État et des municipalités, des grandes administrations [1], etc.

En Belgique, le ministère de la guerre a décidé, il y a quelques années, la suppression absolue dans les cantines du débit des boissons alcooliques autres que la bière. Le général Wolseley a appliqué la même mesure en Égypte.

Le commandant du corps d'armée de Metz a pris récemment une décision interdisant formellement la vente de l'eau-de-vie dans les cantines militaires, et l'on s'attend à voir cette interdiction devenir générale dans l'armée allemande. « Il est à souhaiter, dit à ce propos *l'Avenir militaire*, que pareille mesure soit prise dans l'armée

à six heures du soir au plus tard, depuis le jour et feste de Toussaint, et à neuf heures du soir depuis la feste de Pasques, à peine, etc... »

Une ordonnance de police du 5 novembre 1677 fait défense « aux vendeurs d'eau-de-vie de recevoir des personnes après quatre heures du soir ».

1. Le parlement anglais a décidé l'interdiction des débits de liqueurs flottants dans les pêcheries de la mer du Nord. Cette interdiction a reçu la sanction de la plupart des puissances intéressées, à l'exception de la France.

française. » Rappelons que le général de Courcy
a prohibé la vente de l'absinthe au Tonkin.

Il serait également utile que l'ivrognerie fût
sévèrement réprimée dans l'armée. En Allemagne, des peines rigoureuses sont édictées
contre les militaires et marins intempérants [1].
On devrait encore interdire la vente des spiritueux
dans les prisons, rayer les allocations de vin du
régime des détenus, des indigents hospitalisés
dans les dépôts de mendicité, supprimer, dans les
grandes administrations, les distributions de spiritueux au personnel [2]. Les établissements de
bienfaisance (orphelinats, etc.) et d'assistance,
dont les ressources sont toujours insuffisantes eu
égard aux misères à secourir, réaliseraient des
économies considérables qui leur permettraient
d'assister un plus grand nombre de malheureux,
s'ils supprimaient dans leur régime alimentaire
les rations de boissons alcooliques. Le D⟨r⟩ Bleuler
cite par exemple un établissement d'orphelins
dont, durant une série d'années, les dépenses en

1. Voir dans le livre de Ach. Foville (*Moyens pratiques de combattre l'ivrognerie*, Paris, 1872) le projet
du D⟨r⟩ Jeannel, pharmacien principal de l'armée, sur
la répression de l'ivrognerie chez les militaires.

2. Une compagnie de chemin de fer suisse fait
procéder à une distribution de grogs à ses employés
pendant l'hiver. Cette sollicitude ne pourrait-elle
s'exercer d'une façon plus efficace? D'autre part, on
sait qu'une grande partie des aumônes faites au
hasard par une charité aveugle vont alimenter les
caisses des marchands de vin.

boissons alcooliques ont atteint 11 et 14 p. 100 des frais généraux de nourriture; c'est-à-dire qu'au lieu de 86 à 89 enfants, on aurait pu en élever 100 en supprimant le chapitre du vin. On ferme ainsi la porte à un nombre assez considérable d'orphelins, tout en nuisant à ceux qu'on assiste : d'une part en effet, l'usage du vin est loin d'être utile à des enfants, et d'autre part le dixième au moins de ces orphelins, après avoir été des buveurs modérés, sont destinés à devenir des alcooliques. D'ailleurs quelle singulière façon de préparer les orphelins à la pénible existence qui les attend, que de les habituer à l'usage de boissons qui absorberont le tiers de leurs futurs salaires. (Bleuler.)

Enfin ne pourrait-on pas mieux employer les sommes considérables allouées aux asiles d'aliénés pour le vin des malades? La réalisation de ce desideratum aurait pour résultat d'habituer les sujets atteints de maladies mentales à l'abstinence et de leur éviter ainsi bien des rechutes. Les Anglais ont supprimé dans leurs asiles l'usage des boissons alcooliques et s'en trouvent fort bien.

Surveillance des débits et non-reconnaissance des dettes de cabaret. — On fait preuve envers les débitants de boissons d'une indulgence qui frise la complicité. « Il ne faut pas croire, dit M. Jules Simon, que tout cabaretier soit un honnête commerçant qui attend paisiblement derrière son comptoir que les ivrognes viennent lui apporter l'argent de leur famille. Un cabaretier qui sait son métier à fond et qui est pressé de se retirer des affaires pour jouir bourgeoisement de sa fortune, en revendrait à un usurier et à une courtisane dans l'art d'allumer la passion et de faciliter à ses clients les moyens de se ruiner et de s'empoisonner. Cependant on ne lui applique pas l'art. 334 du Code pénal sur l'excitation à la débauche : on ne traite pas les dettes de cabaret comme les dettes de jeu [1] ».

La non-reconnaissance des dettes de cabaret se retrouve dans des édits remontant au moyen âge. Cette mesure a été appliquée sans grand succès dans les provinces autrichiennes de Galicie et de Bukhovine : les aubergistes créanciers et leurs débiteurs s'entendaient pour faire disparaître la trace de l'origine de la dette. Elle se trouve encore dans les lois suédoise et belge.

A notre avis, la non-reconnaissance des dettes de débit, toute logique qu'elle soit, est une mesure qui sera facilement éludée par les intéressés (nous venons de citer des faits), à moins que l'on ne découvre le moyen de déjouer les combinaisons intervenues entre cabaretiers et buveurs.

[1]. « On peut citer à titre de curiosité le duché de Luxembourg où, depuis 1885, les débitants de boissons sont soumis au paiement d'une taxe annuelle proportionnelle au nombre des habitants des sections électorales. De plus, les dettes de cabaret peuvent être réduites par les tribunaux qui prendront à ce sujet en considération la bonne ou la mauvaise foi des créanciers, l'utilité ou l'inutilité des dépenses. » (Puteaux.)

Il ne faut pas se dissimuler les obstacles nombreux auxquels se heurterait l'application de ce système restrictif. On ignore généralement le péril que font courir à la nation tout entière les rapides progrès de l'intoxication alcoolique : certains les considèrent avec indifférence, d'autres les exploitent. Ainsi les préjugés universellement répandus, le nombre de ceux qui vivent de l'alcool, l'énorme capital engagé dans la fabrication et dans le commerce de l'alcool et des boissons qui en contiennent [1], les immenses bénéfices que ceux-ci rapportent aux particuliers et à l'État, tout concourt à accélérer la marche de plus en plus envahissante du fléau. En Allemagne par exemple, la production agricole de l'alcool, principale source des spiritueux, s'est concentrée entre les mains des grands pro-

1. D'après la statistique officielle de l'empire allemand, 1 551 941 hectares de terres labourables (1/17 des terres labourables de l'empire d'Allemagne) sont employées actuellement à la production de l'alcool. L'exploitation de ce « champ d'alcool », plus grand que le royaume de Saxe entier, exige tout le travail de 828 000 paysans, de 110 000 distillateurs, brasseurs, etc., et de 211 000 personnes occupées à vendre et à servir des boissons alcooliques, c'est-à-dire 1 149 000 ouvriers. Si l'on ajoute les autres catégories de travailleurs employées pour l'industrie des boissons on arrive, d'après Bode, à un chiffre d'au moins 1 750 000, c'est-à-dire 1/10 des Allemands capables de gagner leur vie. » (Forel, *la Boisson dans nos mœurs.*)

priétaires fonciers des provinces orientales de la
Prusse. Cette industrie constituant la majeure
partie, sinon la presque totalité de leurs revenus
agricoles, ces propriétaires, parmi lesquels nous
notons le roi de Saxe, des princes, des ducs, des
marquis, les barons de Rothschild, etc., se sont
constamment opposés aux modifications et surtaxes dont l'alcool pouvait être frappé. (Dietz-Mon-
nin.) Il en est de même en Autriche : en Bohême
par exemple, les 17 centièmes de tout le territoire
sont entre les mains de 33 propriétaires qui
ont tous des intérêts considérables dans la production de l'alcool puisqu'ils possèdent 123 brasseries et 35 distilleries. Nous avons relevé sur la
liste de ces grands propriétaires les plus grands
noms de l'aristocratie et celui de l'empereur.
Lorsqu'on aura ajouté qu'en outre de l'influence
qui s'attache à leur titre, les grands propriétaires
nomment le quart des députés, on s'expliquera
facilement les difficultés de la lutte contre l'alcoolisme dans de pareilles conditions.

Si l'action commune des moralistes et des
hygiénistes ne doit pas être couronnée d'un
succès immédiat ou prochain, il ne faudrait
cependant pas désespérer des générations qui se
lèvent, et c'est en les instruisant sur les fautes et
sur les misères de leurs devanciers qu'on réduira
pour toujours à l'impuissance le grand fléau des
temps présents. « Un jour viendra, dit M. Henry
« Fouquier, où une question comme celle de l'al-
« coolisme sera une question qui primera toutes
« les autres dans l'État. »

M. Rochard exprime une idée analogue : « Les
« distillateurs et les négociants en spiritueux ont
« des appuis solides dans les sphères gouverne-
« mentales; les marchands de vin tiennent les
« débitants dans leurs mains, parce qu'ils les
« commanditent ou qu'ils leur font des avances,
« et les débitants ont une influence considérable
« sur les électeurs. Tout ce monde est à la dévo-
« tion de l'alcool : les uns parce qu'ils en vivent,
« les autres parce qu'ils en meurent... Cependant,
« je ne serais pas surpris de voir, dans quelques
« années, l'opinion publique triompher de la
« tyrannie que nous imposent aujourd'hui les
« gens qui fabriquent l'alcool, ceux qui le vendent
« et ceux qui le boivent. »

Puissent être vraies ces paroles de Ch. Letourneau : « C'est précisément aux époques d'anarchie
« morale, comme la nôtre, que se préparent les
« évolutions relativement rapides! »

CHAPITRE II

MESURES PÉNALES, CURATIVES ET PRÉVENTIVES
APPLIQUÉES AUX CONSOMMATEURS

Les diverses pénalités : amende, emprisonnement,
défense de fréquenter les cabarets, affichage, perte
de certains droits civils et politiques, interdic-

tion, déchéance de l'autorité paternelle. — Inefficacité des mesures pénales. — Assistance et traitement des alcoolisés dans des établissements
spéciaux : curabilité des buveurs d'habitude. —
Éducation de l'enfance et de la jeunesse : son
importance. — Amélioration des logements, de
l'alimentation. — Intervention de la religion. —
Établissements de tempérance : leur utilité. —
Propagande privée. — Les sociétés d'abstinence :
leur rôle prépondérant dans la lutte contre l'alcoolisme. — Conclusions. — Le péril alcoolique.
— Réaction nécessaire.

Législation pénale. — De tous temps, les
législateurs ont essayé de restreindre les progrès de l'ivrognerie en édictant contre elle des
peines pécuniaires ou corporelles plus ou moins
rigoureuses.

« Chez les anciens Mexicains, l'ivrognerie était
« considérée comme un crime, et des lois fort
« sévères la réprimaient. Chez le plébéien,
« l'ivresse entraînait d'abord la perte de la
« liberté, l'esclavage et, en cas de récidive, la
« mort. Par une singularité aussi louable que
« rare dans les codes primitifs, les lois répres-
« sives de l'ivresse frappaient plus durement le
« noble que le plébéien : le jeune noble coupable
« d'ivrognerie était étranglé! Pour les nobles
« d'âge mûr, on était plus indulgent; ils per-
« daient seulement leur rang et leurs biens. »
(Ch. Letourneau.) Les lois de Dracon à Athènes,
de Lycurgue à Sparte, considéraient l'ivresse
comme une circonstance aggravante et la punis-

saient de mort en certains cas. A Rome, boire
du vin était un crime capital pour les femmes.
Soliman Iᵉʳ faisait couler du plomb fondu dans
la bouche des ivrognes. Dans l'ancienne monar-
chie française, des ordonnances royales ont, à
plusieurs reprises, ordonné des peines fort rigoureuses contre les excès de boisson. Charlemagne
défend de provoquer à boire et à trinquer;
Francois Iᵉʳ fait édicter contre les buveurs toute
une progression de pénalités, le pain et l'eau, la
flagellation dans la prison ou en public, l'abla-
tion des oreilles, le bannissement.

Actuellement les peines qu'encourent l'ivresse
publique ou l'ivrognerie dans les différents États
européens sont les suivantes :

1° *L'amende*. Elle est de 30 francs en Italie;
de 80 francs en Hongrie; de 25 roubles en Russie;
de 20 écus en Suède, etc. Chez nous, elle est
de 1 à 5 francs, et de 16 à 300 francs en cas de
deuxième récidive dans les douze mois qui ont
suivi la seconde condamnation (trois jours de
prison et 1 à 5 francs d'amende).

2° *L'emprisonnement*. Il est en France de trois
jours à un mois et ne s'applique qu'à la récidive; de sept jours au moins en Russie; il va
jusqu'à un mois avec travail forcé en Angleterre;
jusqu'à six mois en Autriche. En Allemagne, il
est remplacé par un internement de six semaines
à deux ans dans une maison de correction avec
travail forcé.

Dans quelques pays (Angleterre, canton de
Bâle, duché de Bade, Bavière, Pays-Bas, Suède,

Belgique), lorsque l'ivresse s'est manifestée dans certains lieux publics, comme le tribunal, l'église, les assemblées communales, les enchères publiques, ou au cours de certaines occupations qui exigent une prudence spéciale, lorsqu'elle constitue un danger pour le public, elle est frappée de peines plus sévères [1].

3° *La défense de fréquenter les cabarets* pendant un temps déterminé est une pénalité appliquée en Suisse, en Alsace-Lorraine et en Galicie.

4° *L'affichage à la mairie et dans les auberges.* Avec le Dr Ladame, nous pensons que cette peine ne peut être qu'extrêmement sensible aux buveurs qui n'ont pas perdu tout sens moral.

5° *La publication* du jugement ou du procès-verbal dans les journaux (Saint-Pétersbourg).

6° *La perte de certains droits civils et politiques* (droits de vote, d'élection, d'éligibilité, droit d'être appelé aux fonctions publiques, — de juré, etc., — ou aux emplois administratifs, droit de port d'armes) est édictée en France contre toute personne qui a été condamnée deux fois en police correctionnelle pour délit d'ivresse manifeste. (*Loi tendant à réprimer l'ivresse publique et à combattre les progrès de l'alcoolisme.* 23 janvier 1873. Art. 3.)

« La charte de Saint-Gaudens montre par ses « dispositions que la ville était administrée par

---

1. La statistique universelle des chemins de fer attribue aux excès de boisson 43 p. 100 des catastrophes et accidents (H. Martel).

« des Consuls : ceux-ci étaient choisis tous les
« ans à la fête de la Saint-Jean-Baptiste par un
« corps de vingt-cinq anciens, produits eux-
« mêmes de l'élection populaire. On n'exceptait
« du vote que les *ivrognes ordinaires* et des gens
« pratiquant des métiers de vile abjection. »
(Armand Marrast.)

7° *L'interdiction* ou la demi-interdiction judi-
ciaire et la mise en curatelle, mesures que le
Dr Ladame voudrait, avec raison, voir réservées
aux buveurs non susceptibles de guérison par
l'internement dans un asile spécial, aux ivrognes
incurables.

8° *La déchéance de l'autorité paternelle.* C'est
là, d'après MM. Bergeron, Ladame, Miquel
(député au Reichstag allemand), Fould (de
Mayence), une pénalité plus pratiquement nécessaire que les deux précédentes « qui ne sauve-
gardent pas les intérêts des enfants contre les
abus d'un père ivrogne » (Ladame). Doivent
être déchus de la puissance paternelle non seulement les parents condamnés deux fois en
moins d'un an pour ivresse publique, mais ceux
qui, en dehors de toute condamnation, compro-
mettent soit la santé, soit la sécurité, soit la
moralité de leurs enfants.

La législation pénale frappe, nous en avons
déjà fait mention, l'*excitation d'autrui et des
jeunes gens en particulier à l'ivrognerie* (loi française du 29 janvier 1873). Cette mesure est ins-
crite dans plusieurs autres codes; de plus, en
Belgique, tout défi de boire provoqué ou accepté,

lorsqu'il se termine par l'ivresse d'un ou de
plusieurs parieurs, est passible d'une peine correctionnelle.

Les mesures pénales sont insuffisantes : comment, en effet, atteindre les nombreux alcooliques qui ne s'enivrent jamais manifestement?
Elles sont injustes, car elles punissent l'ivresse
accidentelle de façon inconsidérée, sans paraître
tenir compte de ce fait, que l'alcool a des effets
d'autant plus intenses qu'il agit sur un individu
moins habitué à en faire usage; que, d'autre
part, la même dose de spiritueux qui fait rouler
tel buveur sous la table, laissera à tel autre la
possession presque entière de ses facultés. Enfin
elles sont demeurées à peu près inappliquées,
parce qu'inapplicables, et cela pour plusieurs
raisons. « Dans les campagnes, dit M. Claude, le
« maire jaloux de sa popularité, se repose du
« soin des procès-verbaux sur des fonctionnaires
« inférieurs, c'est-à-dire sur des gardes cham-
« pêtres, et ceux-ci n'ont garde d'être trop
« sévères dans la poursuite d'un délit dont peut-
« être ils se rendent eux-mêmes bien souvent
« coupables. »

D'ailleurs, la société a-t-elle bien le droit de
se montrer rigoureuse envers les ivrognes, alors
qu'elle fait tout pour propager l'alcoolisation
publique, alors qu'elle laisse se multiplier ces
débits qui sont les parasites de l'organisme social,
qu'elle tolère la vente de boissons toxiques, qu'elle
dégrève d'impôts les producteurs des liquides
les plus nuisibles, qu'elle tend un piège perma-

nent à la faiblesse des uns, à l'ignorance des autres. Peut-on admettre ce double rôle de justicier et de complice?

Les buveurs d'habitude, qu'ils atteignent ou non au cours de leurs excès l'ivresse confirmée, sont des sujets dont l'état mental n'est pas normal : ce sont des malades et non des délinquants. Ils peuvent, ils doivent être *traités*. Cette conception, émise il y a déjà quinze cents ans par le jurisconsulte romain Ulpien, reprise de nouveau par le Dr Benjamin Rush en 1809, est malheureusement encore loin d'être universellement acceptée, malgré que d'innombrables expériences, faites en différents pays, aient montré l'inefficacité totale, disons mieux, le très grand danger des pénalités appliquées aux buveurs d'habitude. Ces derniers sortent, en effet, des établissements pénitentiaires avec les mêmes tendances à boire, et, chose plus grave, pervertis par le contact des criminels [1].

1. Déjà en 1840, Frégier, chef de bureau à la préfecture de la Seine, exprimait l'avis qu'il ne fallait pas faire de l'ivresse seule, une contravention passible d'emprisonnement, « pour ne pas exposer les ivrognes au séjour corrupteur des prisons ». Au Congrès international des prisons de 1871, il a été prouvé que pas un ivrogne sur mille n'a été corrigé par l'emprisonnement. En 1879, l'État de Massachussets a puni d'amende et de prison 17 000 alcoolisés sur lesquels on comptait 16 000 récidivistes. Dans l'État de New-York, 56 000 alcooliques poursuivis fournirent 5 500 cas de récidive; certains sujets

Les buveurs d'habitude doivent être traités. — M. le prof. Mathias Duval, après Moleschott, pose en principe que « ce n'est « pas tant contre l'abus même des boissons « alcooliques qu'il faudrait réagir aujourd'hui, « mais contre les conditions qui font de l'usage « de l'alcool une nécessité impérieuse et fatale « pour le travailleur ». Si ces conditions ne sont guère modifiables étant données les formes sociales actuelles, il est de saine logique de réparer, autrement qu'à coups d'amendes et de prison, les désastres qu'elles occasionnent chez l'individu et dans la collectivité. Il est à désirer qu'une loi, conçue dans un esprit large, intervienne non pas seulement *contre* les buveurs dangereux, mais aussi *en faveur* des alcoolisés curables. La législation des alcoolisés ne doit pas être seulement une *loi de défense*, il faut qu'elle soit aussi une *loi d'assistance*.

En fait, les statistiques des asiles de buveurs des États-Unis, d'Angleterre, de Suisse, d'Allemagne, démontrent d'une façon péremptoire que, convenablement soignés, les buveurs même invétérés peuvent être guéris dans la proportion de 30 à 40 p. 100. Tels sont, par exemple, les résultats obtenus à l'asile d'Ellikon (Suisse).

avaient subi de 20 à 200 condamnations pour ivresse. (Dʳ Baker, Société de médecine légale de New-York.)

Années.
1889 Malades guéris restés abstinents. 23,6 0/0
—   —   améliorés.............. 38
1890   —   guéris et abstinents..... 32,1
—   —   améliorés.............. 35,7
1891   —   guéris et abstinents..... 35,8
—   —   améliorés.............. 35,8
1892   —   guéris et abstinents..... 55,5
—   —   améliorés.............. 27,7

Ce n'est pas à dire, bien entendu, que le traitement des buveurs dans des établissements spéciaux soit l'unique moyen à opposer à l'alcoolisme, une de ces panacées auxquelles nous avons déjà fait allusion. Cette innovation, pour être de première importance, n'est qu'un des élé.nents de ce système de mesures dont la cohérence et l'enchaînement font seuls la valeur.

On a aujourd'hui reconnu l'impuissance absolue des nombreuses drogues jadis préconisées contre l'ivrognerie d'habitude : le seul moyen de guérison qui rallie les suffrages des spécialistes compétents, c'est l'*abstinence complète* de toute boisson alcoolique [1]. Mettre hors de la portée du buveur que l'on veut traiter et guérir toute boisson renfermant de l'alcool, est le principe sur lequel repose la cure rationnelle de la passion de boire. C'est en vain qu'on attendrait d'un

1. *Teetotalisme* des Anglais. Notons en passant que le terme de *teetotaler* est un provincialisme anglais. Il est formé du mot totaler et du préfixe augmentatif *tee*, particulier à l'idiome du Lincolnshire.

alcoolique l'usage « modéré » des boissons spiritueuses ou des boissons dites hygiéniques : on peut en obtenir plus facilement l'abstinence que la modération, car la dose la plus minime d'alcool suffit à paralyser sa volonté, à lui faire oublier ses promesses les plus formelles.

L'abstinence complète ne peut être pratiquement et sûrement obtenue que par l'internement dans un établissement spécial. La durée de cet internement, volontaire ou d'office suivant les cas, variera de quatre mois à un an.

Le département de la Seine vient de décider la création d'un asile de 500 lits, destiné aux alcooliques, dans lequel l'abstinence totale, le travail, le traitement moral constitueront les bases de la eure de ces malades [1]. A leur sortie ceux-ci seront affiliés à une société d'abstinence ; d'autre part, une société de patronage s'occupera de leur trouver du travail et leur évitera ainsi les épreuves et la misère qui attendent les alcooliques laissés à eux-mêmes, avec les rechutes comme conséquence.

L'éducation de l'enfance et de la jeunesse. — On ne saurait trop insister sur le rôle puissant de l'éducation dans la lutte contre l'alcool. Pour qu'elle ait son plein effet, l'éducation doit exercer son action non seulement sur les enfants moralement et matériellement aban-

---

1. Condillac en 1747 demandait déjà l'ouverture d'hôpitaux pour les « maniaques de la boisson ».

donnés, indigents ou de basse condition, mais encore étendre son influence sur toutes les classes. Dans les écoles primaires des villes et des campagnes, dans les institutions particulières, dans les collèges, les séminaires, les grandes écoles civiles ou militaires du gouvernement, les écoles normales d'instituteurs et d'institutrices, dans les facultés [1], dans l'armée et la marine, les professeurs devront signaler à leurs élèves les danger de l'alcool, leur faire détester ce breuvage sous toutes ses formes, comme ils leur font détester le mensonge, la brutalité, la délation. Autant que possible, ils prêcheront d'exemple.

Cet enseignement a été introduit en Belgique grâce à l'initiative et aux efforts de M. l'Inspecteur principal F. A. Robyns (1892). Un cours y est professé dans les écoles normales pour mettre les instituteurs à même de donner des leçons pratiques, utiles et méthodiques, sur l'alcoolisme, ses dangers et les moyens de s'en préserver.

En Suisse, pareille mesure a été adoptée par le Grand Conseil du canton de Vaud. Trente-six États sur 45, de l'Union, certaines provinces du Canada, la ville de Londres, ont imposé l'étude, dans les cours de physiologie et d'hygiène, de l'action des boissons alcooliques sur la santé et

---

1. Il existe en divers pays (Angleterre, Pays scandinaves, Suisse), des sociétés d'étudiants abstinents. Elles comprennent en Finlande le tiers ou le quart de la jeunesse universitaire.

sur le développement du bien-être. Les instituteurs sont tenus de passer d'une façon satis-
faisante un examen portant sur ces matières.
Les mêmes dispositions existent en Suède, en
Norvège, en Danemark, dans le duché de Bade,
à Brême; elles vont être appliquées en Prusse.
C'est là un exemple à suivre.

D'autre part, il existe en Amérique, en Angleterre, dans le Limbourg belge, des sociétés
enfantines d'abstinence, où jeunes garçons et
fillettes sont admis dès l'âge de sept ans. Ils y
sont édifiés sur les avantages de l'abstinence
totale et contractent ainsi, à un âge où les goûts
se forment, de solides habitudes de tempérance [1]

Le mouvement qui se produit actuellement
en France en faveur de l'*éducation physique* de
la jeunesse doit être encouragé : grâce à la pratique des différents sports, nombre de jeunes
gens sont arrachés à l'oisiveté dangereuse des
cafés et des cabarets. « L'ivrognerie, écrit le
« Dr Lagrange, était autrefois la plaie des Uni-
« versités anglaises. On voyait, dit-on, des jeunes
« gens s'enfermer dans leurs chambres pour s'y
« enivrer à froid. Aujourd'hui, ce vice y est
« devenu extrêmement rare, à mesure que le
« goût du sport a augmenté. La raison de ce
« résultat est aisée à comprendre. Pour avoir
« chance de triompher dans une épreuve athlé-

---

1. Ces sociétés enfantines ou « Ligues de l'espoir »
sont en Grande-Bretagne au nombre de 18 400 et
comptent environ 2 617 000 membres !

« tique quelconque, il faut s'astreindre à subir
« une préparation spéciale qui s'appelle l'entraî-
« nement; or l'entraînement prescrit rigoureu-
« sement de se priver d'alcool. »

Amélioration des logements. — Tous les
sociologues, tous les hygiénistes reconnaissent
que pour détourner l'ouvrier du cabaret, il faut
l'attacher à son intérieur. On ne peut atteindre
ce but, qu'en lui donnant de l'air, de la lumière,
de nombreuses commodités, en transformant son
logis, le plus souvent triste, malpropre et puant.
A ce propos, l'on vante certaines cités ouvrières,
comme Pulmann-City (Chicago) où le richissime
constructeur bien connu a interdit le commerce
des boissons alcooliques. Pour nous, cet embri-
gadement, ce sous-État dans l'État ne fait que
porter atteinte à la liberté individuelle, sans présenter la valeur morale, l'autorité absolue d'une
loi consentie librement par la nation tout entière.
Il ne faut donc en parler qu'à titre de curiosité.

Encore ici, on le voit, l'ouvrier fait tous les
frais des critiques et des essais de réforme. Médecins, appelés à pénétrer dans l'intimité des inté-
rieurs de toutes classes, nous avons été à même
de constater l'installation déplorable, antihy-
giénique de maints logements occupés par des
industriels ou par des commerçants fort aisés. En
dehors de la rapacité de certains propriétaires
dont l'indifférence et la négligence de l'édilité
se font les complices, il faut attribuer en grande
partie aux occupants la responsabilité de cet

état de choses; il faut accuser soit leur ignorance, soit leur insouciance, soit leur aveugle
parcimonie, etc., etc. En fin de compte, bien
des commerçants, bien des industriels de petite
et de moyenne condition ont les mêmes raisons
que l'ouvrier pour déserter leur domicile : c'est
au café ou à la brasserie qu'ils iront chercher
un milieu moins morose et donnant l'illusion du
confort. Il y a aussi là une question de latitude
et de race : l'on n'est pas prêt de trouver chez les
ouvriers de race latine, même aisés, cette bonne
tenue de l'habitation qui distingue les Flamands;
de même qu'avant longtemps, on ne pourra dé-
cerner à la bourgeoisie latine, petite et moyenne,
les éloges enthousiastes dont Paul Bourget gra-
tifie les Anglo-Saxons pour leur savante, artis-
tique et hygiénique conception du « home ».

Amélioration de l'alimentation. — La
mauvaise alimentation conduit presque fatalement à l'alcoolisme, l'ouvrier demandant à
l'usage des boissons spiritueuses l'excitation
factice qui semble l'aider dans ses rudes travaux.
« La consommation croissante de l'eau-de-vie,
dit le Dr Ladame, marche de pair avec la mauvaise qualité de la nourriture » [1]. Nombre de

1. Une grande partie des documents contenus dans
ce chapitre sont tirés du volumineux et savant rapport du Dr Ladame, de Genève (Congrès de Cler-
mont-Ferrand, 1894). Nous avons fait également de
nombreux emprunts, dans ce chapitre et dans les
précédents, aux travaux de Magnan, de Foville, de

jeunes filles qui ont toujours travaillé dans les fabriques ou dans les ateliers, n'ont jamais appris à faire la cuisine ; leur ignorance en cette matière chasse le mari au cabaret. Pour remédier à ce mal, on a créé des écoles de cuisine, des cuisines populaires, des cantines économiques. Il serait bon, d'autre part, d'encourager toutes les institutions ayant pour but de fournir à bon marché aux travailleurs le café, le thé, le chocolat, le sucre ; de multiplier les sociétés de consommation sur place (dont l'*Alimentaire* de Grenoble est le type, etc.).

Intervention de la religion. — On a pensé que la religion serait un contrepoids suffisant aux sollicitations du cabaret, de l'estaminet ou de la cave privée. On a même mis au compte des prêches, sermons et exhortations, la plupart des conversions à l'abstinence. C'est là une exagération.

Un fait nous montrera même qu'il ne serait pas inutile d'édifier certains ministres du culte sur les dangers des boissons alcooliques : le Dr Variot, faisant le récit d'un voyage scientifique en Bretagne, nous apprend que dans certaines petites îles armoricaines, où le curé cumule les fonctions d'officier de l'état-civil et la profession de cabaretier, l'alcoolisation des habitants de tout sexe est arrivée à un degré effrayant.

Bunge, de Forel, de Claude, de Laborde, de Coste, de Denis, de Vaslet, de Van Coillie, de Rochat, de Frick.

On ne peut nier toutefois la part prépondérante prise en Suisse, en Angleterre, aux États-Unis, en Allemagne, par les pasteurs de l'Église réformée dans la lutte contre l'ivrognerie. Les évêques des cantons suisses catholiques et le cardinal Manning, en Angleterre, sont ou ont été également à la tête des ligues contre l'alcoolisme.

Établissements de tempérance. — La création de restaurants, de cafés, de cercles, d'où sont bannies toutes les boissons alcooliques, est un facteur important de la réaction anti-alcoolique [1]. Les breuvages enivrants et toxiques y sont remplacés par des boissons vraiment hygiéniques et de bas prix : limonades, orangeades, glaces, café, thé, lait, chocolat, etc. Le milieu, devenu indispensable avec nos mœurs actuelles, reste le même : seule la marchandise débitée varie.

On compte en Angleterre et en Irlande 7 000 établissements de ce genre. Ils sont très nombreux aussi aux États-Unis, en Suisse. Ils ont groupé une clientèle importante, et certains d'entre eux distribueraient à leurs actionnaires 8 à 10 p. 100

1. Certains passages de la chronique de Julius Pollux (360 apr. J.-C.) donnent à penser qu'il existait chez les anciens Grecs des établissements de ce genre. En tout cas, il y avait à Rome de nombreuses *thermopolies* ou cabarets d'eau chaude. Dans le thermopolium romain, on débitait des boissons chaudes sucrées et aromatisées, mais non spiritueuses.

de dividende [1]. En Norvège il existe un café pour abstinents dans chaque village.

Certains de ces établissements, bien que consacrés aux travailleurs, sont très confortablement aménagés. A Liverpool, le « Club » des abstinents comprend, au rez-de-chaussée, un restaurant et un café ; au premier étage se trouvent des salles de réunion et de lecture, une bibliothèque, une caisse d'épargne, un bureau pour les assurances sur la vie. Partout la plus grande propreté et le confort. Un jardin sert aux amateurs d'exercices corporels. Ce club est fréquenté par 1200 ouvriers, leurs femmes et leurs enfants. Les cotisations ne représentent qu'une partie des sommes que les adhérents auraient dépensées en boissons alcooliques. Ce club constitue une véritable puissance : son budget est de 200 000 francs. A Londres, le « People Palace », établissement pour abstinents, possède une salle de concert pour trois mille personnes, un grand restaurant économique, une bibliothèque, un jardin d'hiver, des salles de jeux, de réunion, de conférences où l'on fait des cours pratiques, des bains, etc. Que l'on compare ces établissements où l'ouvrier se rend avec les siens, où il se divertit, s'instruit, aux cabarets où l'on ne vient que pour boire, s'empoisonner et se ruiner !

---

1. Il n'y a en France que huit établissements de consommation pour abstinents. Paris, qui renferme 27 000 débits de boissons, ne possède qu'*un seul* restaurant de tempérance (rue Letellier, à Grenelle).

Il va de soi que l'installation et l'exploitation
de ces « Coffee Taverns » exigent beaucoup de
prudence, de savoir-faire et de ténacité, surtout
dans les pays où la population n'a pas été encore
sérieusement préparée.

Propagande privée. — Restreindre la consommation des boissons alcooliques, punir
l'ivresse, traiter l'ivrognerie d'habitude, combattre le mal partout où il se manifeste, est fort
louable. Ce qui est mieux, c'est d'aller l'atteindre
dans ses repaires, c'est-à-dire dans chacun des
cerveaux qu'il a conquis, et, mieux encore, de lui
fermer l'accès de ceux qui sont restés indemnes.

Or, à notre avis, rien ne répond aussi parfaitement mieux à ces indications, que la *propagande privée* : propagande individuelle, propagande par les conférences, par les journaux, par
les brochures, par les sociétés, les réunions, voire
même les banquets. Mais ce qu'il faut propager,
ce n'est pas la « tempérance », dont l'impuissance
n'est plus à démontrer, dont le procès n'est plus
à faire. L'*abstinence totale* de toute boisson contenant de l'alcool, et surtout des boissons distillées, est, pour un nombre considérable d'individus, seule capable de maîtriser la tentation :
seule elle doit être conseillée et propagée.

Il faut donc fonder des « Sociétés d'abstinence »
comme on l'a fait aux États-Unis, en Grande-
Bretagne, dans les Pays scandinaves et en Suisse.
C'est aux Sociétés d'abstinence, on peut le dire
sans exagération, que ces divers pays doivent

d'avoir pu mettre obstacle aux ravages de l'alcool.

Aux États-Unis, les abstinents sont au nombre de 10 millions : ils forment même la majorité dans plusieurs États. En Grande-Bretagne, leur chiffre atteint presque 5 millions. Le nombre des électeurs abstinents (qui dans le pays de Galles sont en majorité) est même assez considérable pour que M. Gladstone et son parti aient senti la nécessité de s'assurer le concours de ce groupe important d'électeurs, en proposant au Parlement une loi basée sur l'option locale [1].

Dans les Pays scandinaves le nombre des abstinents atteint près de 500 000. Ils gagnent également du terrain en Finlande, en Russie, dans les provinces de la Baltique, dans le Sleswig, en Suisse.

Les Sociétés d'abstinence ont donc un grand rôle à jouer, mais elles doivent se dépouiller de

---

[1]. Soixante membres du Parlement anglais sont abstinents et deux cents ont accepté le mandat de voter en faveur des mesures de tempérance.

Il n'existe en France que deux sociétés de tempérance : 1° la *Société contre l'abus des boissons alcooliques*, fondée en 1872; 2° la *Société française de tempérance de la Croix-Bleue*, dont le président d'honneur est M. Léon Say et qui possède 1 364 sociétaires, dont 388 buveurs guéris.

La plus vaste agglomération d'abstinents est représentée par l'association ou *Ordre international des Bons-Templiers*, dont l'organisation est analogue à celle de la Franc-Maçonnerie : elle compte plus de 600 000 membres répartis surtout dans les pays anglo-saxons et scandinaves.

toute préoccupation étrangère au but poursuivi. La religion, en ces temps de scepticisme, est insuffisante, surtout en France, à rassembler et à retenir de nombreux adeptes ; elle peut même écarter bien des recrues possibles qu'effraye l'esprit de prosélytisme invétéré des institutions qu'elle inspire. Quant à la politique, elle n'a jamais su que jeter le désarroi partout où elle s'est implantée : les États-Unis en sont un exemple frappant.

Rien n'empêche, du reste, que le groupement des abstinents se fasse par opinion et par classes, puisque classes il y a. A de tels groupements, il appartient « de former et d'éclairer l'opinion pu-« blique, de veiller avec ardeur à ce que les pres-« criptions légales qu'elles auront provoquées ne « restent pas lettre morte. Les seuls pays qui ont « fait des lois sérieuses contre l'alcoolisme sont « ceux où ces Sociétés les ont provoquées et pré-« parées. Mais, encore une fois, il faut bien savoir « que ces Sociétés ne donnent de résultat que si « elles sont basées sur l'abstinence totale. » (Ladame.) Ce sont à peu près les mêmes idées qui, en France, avaient inspiré à M. le Dr Bergeron, dès 1872, la formation d'une *ligue contre l'alcoolisme*.

La propagande individuelle est, en définitive, l'élément essentiel de toute réforme morale ; elle est à l'origine de toute action collective. C'est l'outil invisible, tenace, doué d'ubiquité, indéfiniment multiplié, qui minera un préjugé, une habitude, en apparence indestructibles ; qui, secondé par les moyens inouïs dont dispose aujourd'hui la publicité, doit faire crouler dans un avenir peu éloigné,

si l'on en juge par certains symptômes très nets
de réaction, la toute-puissance du dieu Alcool.

**Le péril alcoolique. — Réaction néces-
saire.** — La France voit s'accroître chaque jour
la consommation des spiritueux; l'empoisonnement par ces liquides se propage comme une
véritable épidémie. Tous ceux qui ont souci de
la santé physique, morale et intellectuelle de
la nation s'effrayent à juste titre des ravages de
l'alcool, ce pourvoyeur infatigable des hôpitaux,
des hospices d'incurables, des asiles d'aliénés,
d'idiots et d'épileptiques, des dépôts de mendicité, des établissements pénitentiaires de toute
nature. Les résultats immédiats de l'intoxication
alcoolique (augmentation de la criminalité, de la
folie, de la mortalité, du paupérisme, des suicides, etc.) ne sont cependant pas comparables
à ses conséquences éloignées. Par l'action dégé-
nérative qu'il exerce sur la descendance des
buveurs, l'alcool constitue un des facteurs les
plus puissants de la déchéance des peuples et
prépare, pour les luttes de l'avenir, des générations dont la déséquilibration intellectuelle, le
manque d'énergie et de caractère, l'absence
de sentiments moraux et altruistes constitueront
autant de causes d'infériorité. Un fléau social des
plus redoutables nous menace dont le péril
dépasse de beaucoup celui des plus meurtrières
épidémies. L'avenir même de notre race, déjà
compromis par la diminution de notre natalité
(alors que les peuples anglo-saxons, germains et

slaves, plus prolifiques, pullulent), l'avenir de notre race est en jeu.

Assisterons-nous indifférents au suicide d'un peuple dont le rôle dans l'histoire de la civilisation a été et pourrait être encore si considérable? Unissons plutôt nos efforts pour combattre cette peste envahissante : dans la communion de toutes les volontés éclairées se trouve peut-être le secret de notre régénération.

Pour donner à cette exhortation, comme le commande notre sujet, un caractère plus général, nous terminerons par ces belles paroles de Forel :

« L'humanité a tant fait pour son bien-être
« matériel et pour le luxe qu'elle ne pourra plus
« faire grands progrès à cet égard (je ne parle pas
« de la répartition des biens, mais seulement
« des moyens découverts jusqu'ici pour se pro-
« curer le bien-être matériel)....... Le progrès
« que nous avons à accomplir maintenant est un
« progrès moral et intellectuel. Pour l'accom-
« plir, il faut un cerveau sain. La narcose alcoo-
« lique ne peut mener qu'à la décadence, qu'à
« la léthargie d'une Chine universelle. A côté
« du culte du veau d'or, l'alcool est le véritable
« diable du xixᵉ siècle, si fier du reste, et à juste
« titre, d'avoir mis au panier l'ancien diable
« à deux cornes et aux yeux flamboyants,
« qui était, au fond, assez inoffensif. Puisse le
« xxᵉ siècle venir à bout de ces deux démons de
« la société moderne. Alors l'humanité pourra
« jeter les regards sur un avenir plus heureux ! »

TABLE DES MATIÈRES

Coulommiers. — Imp. Paul BRODARD. — 103-95.

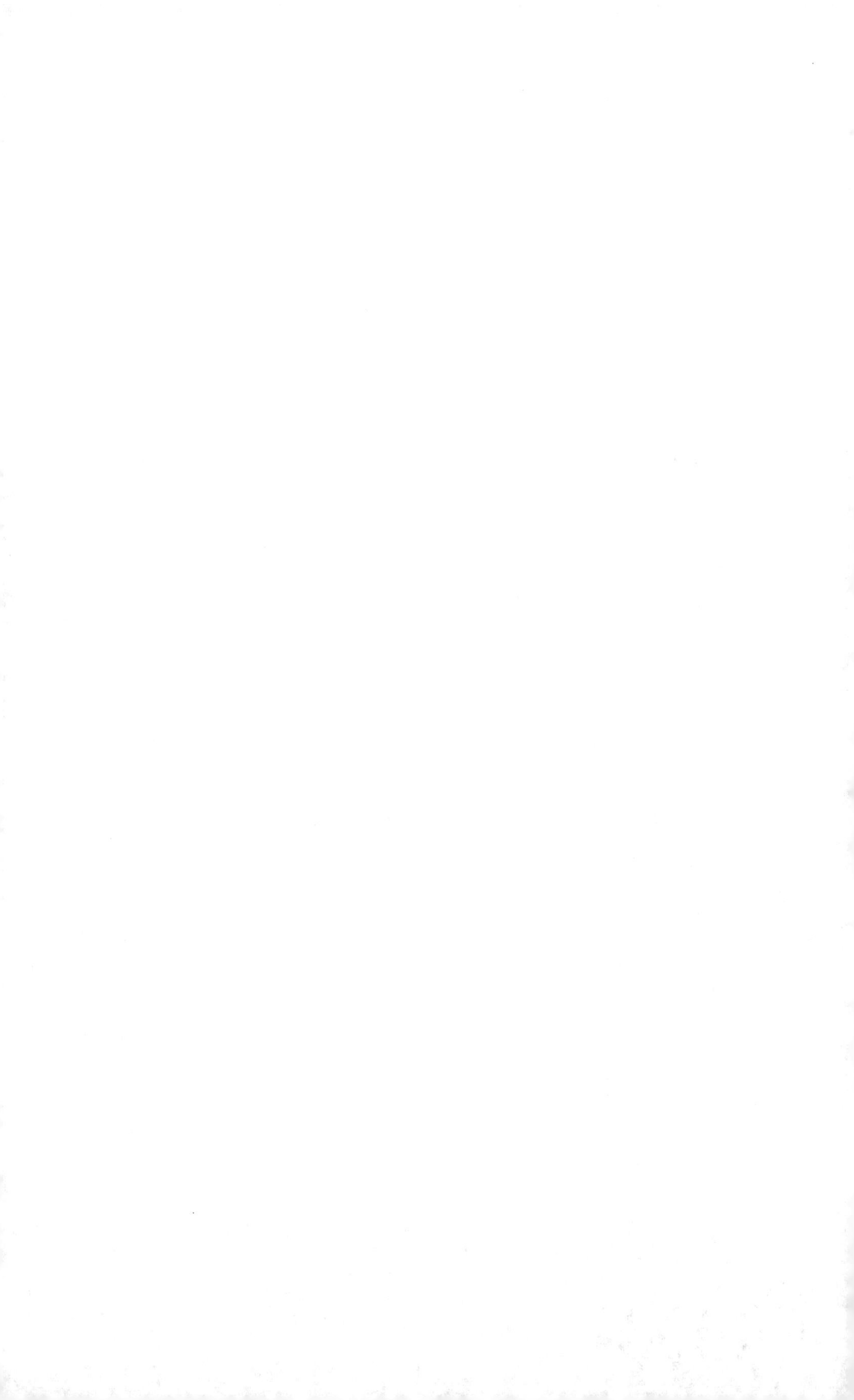